Contenido

ALIMENTOS AGRESORES ....

.- VERIFICAR QUE EL INTESTINO DELGADO CUMPLA CABALMENTE CON SU FUNCIÓN DE ABSORBER LOS NUTRIENTES. 20

.- VERIFICAR QUE EL INTESTINO GRUESO ESTÉ FUNCIONANDO CORRECTAMENTE. 26

.- VERIFICAR QUE NUESTRA FLORA BACTERIANA ESTE SIEMPRE EQUILIBRADA. 27

.- MANTENER FUERTE NUESTRO SISTEMA INMUNOLÓGICO. 29

.- VERIFICAR QUE EL SISTEMA LINFÁTICO ESTÉ FUNCIONANDO CORRECTAMENTE. 33

.- VERIFICAR QUE EXISTA EQUILIBRIO ENTRE LOS RADICALES LIBRES Y LOS ANTIOXIDANTES. ...35

.- CONTROLAR QUE NO SE ACUMULEN LAS CÉLULAS SENESCENTES. 40

. - CONTROLAR QUE NO TENGAMOS INFLAMACIÓN CRÓNICA EN EL CUERPO. 41

.- CONTROLAR EL PESO DE ACUERDO A NUESTRA ESTATURA. 43

.- HACER EJERCICIO REGULARMENTE. 43

.- CONTROLAR NUESTRAS EMOCIONES. 44

.- CONTROLAR LA EXPULSIÓN DE DESECHOS (EXCREMENTO) 45

.- NO BEBER ALCOHOL. 46

.-   NO FUMAR CIGARRILLOS, NI NINGUNA OTRA DROGA PSICOTRÓPICA. 47

.- HACERSE EXÁMENES CLÍNICOS UNA VEZ AL AÑO NORMALES Y DE AMINOÁCIDOS, VITAMINAS, MINERALES, ZONULINA, MICROBIOTICA Y TUMORALES. 48

.- SUPLEMENTOS ALIMENTICIOS DE ACUERDO A LAS DEFICIENCIAS QUE LE SALGAN EN LOS EXÁMENES Y LA EDAD DE LA PERSONA. 50

HÍGADO GRASO. 52

CÁLCULOS EN LOS RIÑONES. 53

DIABETES TIPO 2. 53

HIPERTENSIÓN. 54

ARTROSIS. 55

INTESTINO PERMEABLE. 56

ASMA. 58

LÁCTEOS: COMO LA LECHE, QUESO Y YOGURT. 58

ALIMENTOS AGRESORES: DETERMINAR CUÁLES SON LOS ALIMENTOS QUE LE AGREDEN Y ELIMINARLOS   58

SOBREPESO U OBESIDAD. 60

CONSECUENCIAS DE ESTAR CON SOBREPESO. 60

AYUNO INTERMITENTE: 61

SUPLEMENTOS ALIMENTICIOS PARA AYUDAR AL ADELGAZAMIENTO. 61

CONCLUSION. 62

MINERALES 76

OTROS 91

PROLOGO

Para los que no me conocen me presento, soy Melissa Tatiana Portilla Aragundi, a esta fecha Junio 2024 tengo XX años de edad, obstetra de profesión, y preocupada por cómo mantener una buena salud en mi persona, mi esposo y mis dos hijos, conjuntamente con mi padre que le gusta investigar hemos decidido publicar estos 22 pasos para que los que deseen tener y mantener una buena salud en su cuerpo, tomen en cuenta estos 22 pasos, constantemente, como si de una maquina se tratara, porque eso es lo que pasa o desconocemos lo que tenemos que controlar o lo dejamos siempre para lo último, siendo lo primero hacer dinero.

Con el deseo de ayudar a mis amigos y familiares y a los amigos de mi padre que como el son adultos mayores, que tienen 50 años o más, y para las personas que quieren tener una buena salud y tengan 20 o más años, me he permitido hacer un compendio de lo que hay en Google, YouTube, TikTok, con respecto a que debemos hacer para tener un cuerpo saludable, como lo explican muchos profesionales de la salud, médicos que se hacen llamar funcionales.

La idea es darles las herramientas para que de aquí en adelante puedan cuidar mejor su salud, con la finalidad de que tengamos una mejor calidad de vida.

Lo que aquí expongo es solo de información, para que él que desee lo investigue y si desean hacerlo como aquí lo explico lo harán bajo su propio criterio y riesgo.

PORQUE GUIA PRACTICA.

He denominado a esta publicación guía práctica, porque son pasos que debemos hacer para comprobar, a medida que pasa el tiempo, que tenemos buena salud, y, de esta manera evitar que las deficiencias se conviertan en enfermedades, después de haber visto muchos videos y leído mucha información, creo que, si somos conscientes, que el propósito principal para el que venimos a esta tierra es para que nuestra especie se perpetúe y no se extinga, y, si sabemos lo que realmente necesita nuestro cuerpo para mantenerse, solo debemos observar que se cumpla con esa condición desde que nacemos hasta que nos toque el momento de partir de este mundo, y, de esta forma siempre será fácil estar sanos.

Los pasos que debemos observar que se cumplan, a mi criterio, serían las siguientes:

1. Proveerse de suficiente oxígeno.
2. Proveerse de suficiente agua.
3. Proveerse de una alimentación equilibrada.
4. Masticar bien los alimentos.
5. Verificar que nuestro estómago esté funcionando correctamente.
6. Verificar que el intestino delgado esté funcionando correctamente.
7. Verificar que el colón esté funcionando correctamente.
8. Verificar que nuestra flora bacteriana este siempre equilibrada.
9. Mantener fuerte nuestro sistema inmunológico.
10. Verificar que el sistema linfático esté funcionando correctamente.
11. Verificar que exista equilibrio entre los radicales libres y los antioxidantes.
12. Controlar que no se acumulen las células senescentes.
13. Controlar que no tengamos inflamación crónica en el cuerpo.
14. Controlar el peso de acuerdo a nuestra estatura.
15. Hacer ejercicio regularmente
16. Controlar nuestras emociones.
17. Controlar la expulsión de desechos (excrementos)
18. No beber alcohol.
19. No fumar cigarrillos, ni ninguna otra droga psicotrópica.
20. Hacerse exámenes clínicos una vez al año normales y de aminoácidos, vitaminas, minerales, micro biótica y tumorales.
21. Tomar suplementos alimenticios de acuerdo a las deficiencias que le salgan en los exámenes y la edad de la persona.

DESARROLLO DE LOS ITEMS ARRIBA DESCRITOS.

1.- OXIGENO.

El oxígeno es un gas incoloro, inodoro e insípido. Es esencial para el proceso de respiración celular, durante este proceso el oxígeno se combina con los compuestos orgánicos presentes en los alimentos a través de reacciones químicas, liberando energía en forma de ATP (Adenosín trifosfato) que es la principal fuente de energía utilizada por las células.

Los pulmones son los órganos involucrados en el intercambio de oxígeno, lo inhalamos y lo transporta a través de la sangre a todas las células del cuerpo. Es tan vital que la falta de oxígeno puede dañar órganos o llevarnos a la muerte.

En resumen, la respiración en los seres humanos implica la inhalación de oxígeno, el intercambio gaseoso en los pulmones y la exhalación de dióxido de carbono.

Debemos de respirar profundamente la mayor parte del tiempo, para oxigenar muy bien a nuestro cuerpo.

Hay método de respiración profunda que se llama método de Win Hof, si desea más información al respecto pueden verlo en YouTube en el siguiente link. https://www.youtube.com/watch?v=bpqq_6KRazk&t=428s.

2.- AGUA.

El agua está compuesta por 2 átomos de Hidrogeno y 1 de Oxigeno de ahí la formula H_2O y es uno de los compuestos más abundantes en la tierra y es esencial para la vida tal como la conocemos.

El cuerpo humano mismo es el 70 % agua, y por lo tanto debemos tomar las cantidades necesarias para mantener hidratado al cuerpo ya que es necesaria para muchas funciones en el cuerpo, cuyas principales son las siguientes:

- Hidratación. - El agua es esencial para mantener un balance hídrico adecuado en el cuerpo. Ayuda a reponer los líquidos perdidos a través de la sudoración, la respiración y la eliminación de desechos.
- Transporte de nutrientes. - El agua actúa como medio de transporte para los nutrientes que necesitamos. Ayuda a disolver y transportar vitaminas, minerales y otros compuestos esenciales a través del torrente sanguíneo hacia las células y tejidos.
- Digestión y absorción. - El agua juega un papel fundamental en la digestión de los alimentos. Ayuda a descomponer y absorber los nutrientes de los alimentos en el tracto gastrointestinal, facilitando así la absorción de nutrientes en el torrente sanguíneo.

- Regulación de la temperatura corporal. - El agua ayuda a regular la temperatura corporal a través de la transpiración. Cuando sudamos, el agua en la superficie de la piel se evapora, lo que ayuda a enfriar el cuerpo y a mantener una temperatura adecuada.
- Lubricación de las articulaciones. - El agua es un componente importante del líquido sinovial, que actúa como lubricante en las articulaciones. Esto permite un movimiento suave sin fricción entre los huesos y las articulaciones.
- Funciones celulares. - El agua es esencial para el correcto funcionamiento de las células del cuerpo. Participa en procesos metabólicos, ayuda a mantener el equilibrio de electrolitos y contribuye a la estructura y función de las membranas celulares.

El agua que vayamos a tomar debe tener los minerales necesarios como calcio, magnesio, potasio y sodio, y esto se lo podemos agregar de la siguiente manera: Si al vaso de agua le ponemos el jugo de medio limón y una pizca de sal de mar o de Himalaya, que viene con esos minerales.

La cantidad que debemos tomar diariamente depende del peso del ser humano

Frank Suarez de Metabolismo Tv decía que la fórmula para saber cuánta agua debemos tomar es:
PESO EN Kg / 7;   Ejemplo: 70 Kg/ 7 = 10 Vasos de agua.
PESO EN LIBRAS /16;   Ejemplo: 160 lb/16=10 vasos de agua.

La falta de agua, conlleva a tener deshidratación en el cuerpo, además de los malestares propios de la deshidratación como:

Sed intensa: La sed es el primer signo de deshidratación en muchos casos. Si sientes una sed intensa, es probable que necesites beber más líquidos.

Orina oscura: Si tu orina es de color amarillo oscuro o ámbar en lugar de un amarillo claro o casi transparente, puede ser un signo de deshidratación.

Boca seca y labios secos: La falta de suficiente agua en el cuerpo puede causar sequedad en la boca y los labios.

Fatiga: La deshidratación puede provocar fatiga y falta de energía, ya que el cuerpo no tiene suficiente agua para funcionar correctamente.

Mareos o vértigo: La deshidratación puede causar mareos, vértigo o sensación de desmayo debido a la disminución del flujo sanguíneo al cerebro.

Piel seca: La piel seca y la falta de elasticidad pueden ser signos de deshidratación.

Dolores de cabeza: La deshidratación leve o moderada puede causar dolores de cabeza, ya que el cerebro puede encogerse ligeramente debido a la falta de líquido.

Orinar con menos frecuencia: Si orinas con menos frecuencia de lo habitual, esto puede ser un signo de deshidratación.

Confusión o dificultad para concentrarse: La deshidratación puede afectar la función cognitiva y causar confusión o dificultad para concentrarse.

Aumento de la frecuencia cardíaca y respiratoria: En casos graves de deshidratación, el cuerpo puede aumentar la frecuencia cardíaca y respiratoria para tratar de compensar la falta de líquidos.

También podemos verificar nuestro nivel de hidratación, mediante la observación del color de nuestra orina, por lo que es muy bueno al momento de orinar, recolectar un poco de nuestra orina en un envase transparente y verificar nuestro nivel de hidratación de acuerdo al color de la orina y según lo que salga tomar la cantidad de agua suficiente.

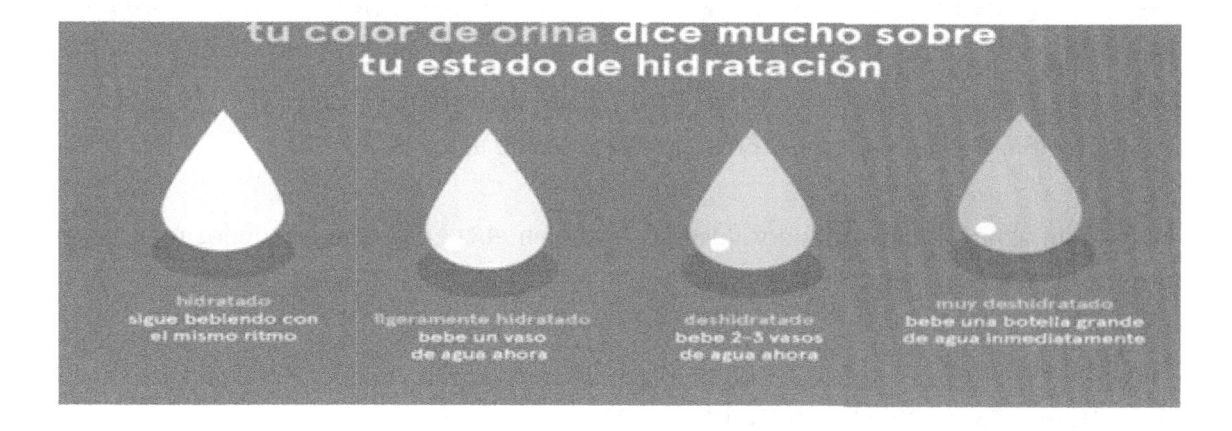

3.- ALIMENTACION EQUILIBRADA.

La alimentación se refiere al acto de proporcionar al cuerpo los nutrientes necesarios para su correcto funcionamiento y desarrollo. Una alimentación saludable es esencial para mantener la salud y prevenir enfermedades. Aquí hay algunos aspectos importantes relacionados con la alimentación:

Los nutrientes esenciales incluyen carbohidratos, proteínas, grasas, y fibra, lo que en el proceso de la digestión se convierten en aminoácidos, vitaminas y minerales. Estos elementos son fundamentales para el crecimiento, el desarrollo, la función celular y el mantenimiento de la salud en general.

Cantidades de estos nutrientes para adultos de 50 años y más.

Carbohidratos: Al menos 150 gramos de carbohidratos se deben consumir diariamente, especialmente los carbohidratos que se encuentran en los vegetales y evitando el azúcar, el gluten (trigo, maíz y centeno) y los almidones (arroz, plátano, yuca y patata o papa) o si desea comerlos, hacerlo con moderación, lo que significa que se los comería una vez cada semana.

Proteínas: 1.0 a 1.2 gr/Kg de peso, es decir para una persona de 70 kg de peso sería más o menos 70 a 84 gramos de proteínas diariamente, repartidas en la cantidad de comidas que haga al día.

Grasas: Al menos unos 50 gramos de grasa se deben consumir al día de grasa buena como el aceite de oliva virgen extra para ensaladas, el aguacate, los frutos secos y aceite de aguacate para la cocina,

Doctores como el Dr. Carlos Jaramillo ver este video https://www.youtube.com/watch?v=MyS2bGBer6Q&t=19s y el Dr. Javier Moreno ver este video https://www.youtube.com/watch?v=Xulaonh2zU4&t=19sno, aconsejan no consumir aceites vegetales como el de soya, maíz, palma y otros por cuanto son ricos en omega 6 y este omega cuando está en exceso en el cuerpo es inflamatorio.

Fibra: Al menos de 30 a 35 gramos de fibra debemos consumir al día, la fibra la encontramos en las frutas cuando nos las comemos enteras, y en los vegetales.

Estos nutrientes esenciales al ingresar al cuerpo se transforman en aminoácidos, vitaminas, minerales, y ácidos grasos y lo que debemos conocer es cuánto de cada uno de esos elementos necesitamos diariamente de acuerdo a la edad de cada ser humano.

Aminoácidos. - Los aminoácidos son moléculas orgánicas que forman las unidades básicas de las proteínas. Son esenciales para la vida y desempeñan un papel crucial en numerosas funciones biológicas. Hay 20 aminoácidos comunes que se utilizan para construir proteínas en los seres vivos.

Estos aminoácidos se pueden clasificar en dos categorías principales:

Aminoácidos esenciales: El cuerpo no puede sintetizar estos aminoácidos por sí mismo, por lo que deben obtenerse a través de la dieta. Incluyen histidina, isoleucina, leucina, lisina, metionina, fenilalanina, treonina, triptófano y valina.

Aminoácidos no esenciales: El cuerpo puede sintetizar estos aminoácidos a partir de otras moléculas y no es necesario obtenerlos directamente de la dieta. Incluyen alanina, arginina, asparagina, ácido aspártico, cisteína, glutamina, ácido glutámico, glicina, prolina, serina y tirosina.

Los aminoácidos están unidos entre sí mediante enlaces peptídicos para formar cadenas llamadas péptidos, y las cadenas más largas de péptidos se conocen como proteínas. Las proteínas desempeñan un papel fundamental en la estructura y función celular, así como en una variedad de procesos biológicos.

De acuerdo al MANUAL MSD versión para el público, el requerimiento diario de los aminoácidos esenciales para una persona de 70 Kg. Es el siguiente.

AMINOACIDO .	CANTIDAD.	UNIDAD.
HISTIDINA	4000	mg,
ISOLEUCINA	700	mg,
LEUCINA	980	mg,
LISINA	840	mg,
METIONINA	910	mg,
FENILALANINA	980	mg,
TREONINA	490	mg,
TRIPTOFANO	210	mg,
VALINA	910	mg,

VITAMINAS.

Las vitaminas son compuestos orgánicos esenciales que el cuerpo humano necesita en pequeñas cantidades para mantener funciones corporales normales y promover la salud. Estas sustancias son vitales para el crecimiento, desarrollo y mantenimiento del cuerpo, pero el organismo no puede sintetizar la mayoría de ellas en cantidades suficientes, por lo que deben obtenerse a través de la dieta.

Existen dos tipos principales de vitaminas:

Vitaminas liposolubles: Se disuelven en grasas y se almacenan en los tejidos del cuerpo. Incluyen las vitaminas A, D, E y K. Estas vitaminas tienden a acumularse en el cuerpo, por lo que es importante no consumirlas en exceso.

Vitaminas hidrosolubles: Se disuelven en agua y no se almacenan en grandes cantidades en el cuerpo. Incluyen las vitaminas del complejo B (B1, B2, B3, B5, B6, B7, B9, B12) y la vitamina C.

Cada vitamina tiene funciones específicas en el cuerpo y la deficiencia de alguna de ellas puede llevar a problemas de salud. Por lo tanto, es crucial mantener una dieta equilibrada y variada para asegurar la ingesta adecuada de vitaminas.

Frank Suarez de Metabolismo Tv, en su episodio 27 nos da los motivos de porque tomar vitaminas potentes y recomienda lo que expongo abajo, ver video https://www.youtube.com/watch?v=f35mnYTww1E&t=666s

CANTIDADES RECOMENDADAS DE VITAMINAS DIARIAS

VITAMINA.	CANTIDAD.	UNIDAD.
VITAMINA A	10000	IU
VITAMINA C	6000	mg
VITAMINA D	5000	UI
VITAMINA E	400	mg
VITAMINA K	100	mg
TIAMINA (VITAMINA B1)	50	mg
RIBOFLAVINA (VITAMINA b 2)	50	mg
NIACINA (VITAMINA B3)	50	mg
ACIDO PANTOTENICO (VITAMINA B 5)	5	mg
PIRIDOXINE (VITAMINA B6)	50	mg
BIOTINA (VITAMINA B 7)	900	mcg
ACIDO FOLICO (VITAMINA B9)	500	mcg
METILCOBALAMINA (VITAMINA B 12)	1000	mcg

MINERALES.

Los minerales son elementos inorgánicos esenciales para el funcionamiento normal del cuerpo humano. A diferencia de las vitaminas, que son compuestos orgánicos, los minerales son elementos simples y se obtienen principalmente a través de la dieta. Estos minerales desempeñan roles importantes en diversas funciones biológicas y son fundamentales para el crecimiento, desarrollo y mantenimiento de la salud.

Algunos de los minerales más importantes para el cuerpo humano incluyen: Calcio, Zinc, Magnesio, Potasio, Sodio, Fósforo, Yodo, Selenio, Azufre, Cobalto, Cromo, Hierro, Manganeso, Molibdeno.

Las cantidades que se describen a continuación, muchas de ellas se sacaron del suplemento alimenticio Metabolic Vitamins de Natural Slim, los mismos que como están a la venta están autorizados,

CANTIDADES RECOMENDADAS DE MINERALES DIARIOS

MINERAL.	CANTIDAD.	UNIDAD.
AZUFRE	500	mg
CALCIO	1000	mg
ZINC	15	mg
COBALTO	11	mcg
COBRE	1000	mcg
CROMO	40	mcg
FOSFORO	1200	mg
HIERRO	14	mg
YODO	150	mcg
MAGNESIO	400	mg
MANGANESO	200	mcg
POTASIO	4000	mg
SELENIO	200	mcg
SODIO	4000	mg
MOLIBDENO	50	mcg

Estos son solo algunos ejemplos, y hay muchos otros minerales esenciales en cantidades más pequeñas que también desempeñan funciones críticas en el organismo. Mantener una dieta equilibrada que incluya una variedad de alimentos es crucial para asegurar la ingesta adecuada de minerales.

Entender los principios básicos de la nutrición y aprender a leer etiquetas nutricionales puede ayudar a tomar decisiones informadas sobre la alimentación.

Las cantidades de nutrientes recomendadas varían según la edad, el género, el nivel de actividad física y otras características individuales. Las recomendaciones dietéticas se establecen para satisfacer las necesidades nutricionales específicas en diferentes etapas de la vida. Aquí hay algunas pautas generales sobre las cantidades de nutrientes según la edad:

Además, las recomendaciones específicas pueden cambiar con el tiempo a medida que se acumula más investigación en nutrición.

Con la información de las cantidades necesarias diarias de aminoácidos, vitaminas y minerales y ácidos graso omega 3, el que desee hacer su investigación para elaborar recetas más certeras con respecto a la cantidad de cada uno de los nutrientes que necesita el cuerpo puede ir a los siguientes títulos y link

TABLASPERUANAS DE COMPOSICIÓN DE ALIMENTOS https://repositorio.ins.gob.pe/bitstream/handle/20.500.14196/1034/tablas-peruanas QR.pdf

CONTENIDO EN AMINOACIDOS DE LOS ALIMENTOS Y DATOS BIOLOGICOS SOBRE LAS PROTEINAS https://www.fao.org/3/ac854t/AC854T03.htm#chI.I.1 por el Servicio de Ciencia y Política de la Alimentación, Dirección de Nutrición, FAO

En la alimentación equilibrada, también debemos considerar que prácticamente todos los alimentos inflaman, algunos más que otros, es por eso que para hacer nuestro menú debemos tener en consideración cuales son los alimentos que más nos inflaman para excluirlos o evitarlos.

ALIMENTOS INFLAMATORIOS.

De acuerdos a algunos profesionales de la salud los alimentos que más nos inflaman son:

- El azúcar y alimentos azucarados.
- Carnes rojas y procesadas.
- Aceites vegetales para cocinar, porque contienen omega 6 y si no lo equilibramos con el omega 3 nos produce inflamación.
- Carbohidratos refinados como el pan, las tortas.
- Alimentos que contienen almidón (arroz, plátano, yuca y papa)
- Cereales como el trigo, el centeno, la avena que contengan gluten.
- La leche y sus derivados
- La margarina
- El cigarrillo
- El alcohol

ALIMENTOS AGRESORES

También existen alimentos agresores, estos alimentos son los que al momento de consumirlos nos elevan el azúcar de tal manera que ni a las 2 horas baja a su nivel normal y siempre nos mantienen inflamados.

Cuando se descubre que un alimento es agresor, debemos dejar de comerlo por siempre.

Como detectar que un alimento es agresor.

Frank Suarez en metabolismo Tv en el capítulo 193 cuyo link les dejo a continuación, explica una manera fácil de detectar los alimentos agresores, https://www.youtube.com/watch?v=RTWUGwzf1Ek&t=10s. La prueba es la siguiente: Nos tomamos el pulso en la carótida por un minuto, antes de probar el alimento, que debe darle algo así como 70 palpitaciones si no sufre de hipertensión, y se pone el alimento en la boca por lo menos por 30 segundos o más y sin tragarlo lo bota, inmediatamente se vuelve a tomar el pulso en un minuto y si aumenta en 4 unidades lo que le salió sin el alimento, quiere decir que ese alimento le agrede y no debe consumirlo por nada del mundo.

Frank también en el capítulo 1552 cuyo link les dejo a continuación, https://www.youtube.com/watch?v=hA7QsbbEkvc&t=370s, explica muy bien otra forma de detectar los alimentos agresores y es de la siguiente forma: Nos medimos la glucosa en sangre con un glucómetro, si no padecemos de diabetes, la lectura va a ser de 83 a 100, luego ingerimos el alimento que queremos ver si nos agrede o no y a las 2 horas de haberlo ingerido, con un glucómetro nos medimos la glucosa en sangre si a las 2 horas la lectura nos indica 140 o más y se mantiene, en ese rango, quiere decir que ese alimento nos está agrediendo y por lo tanto no debemos comerlo nunca más.

OTRA COSA QUE DEBEMOS CONSIDERAR AL MOMENTO DE ALIMENTARNOS CON LAS SEMILLAS.

Como todo ser viviente lo que queremos es sobrevivir, teniendo descendencia y tratando de no ser devorados sin dejar simiente, es por eso que las semillas en su cascara tienen algo que se llama pectina que para nosotros es tóxico, no para matarnos, pero nos hincha los intestinos para que lo pensemos de nuevo antes de volver a comerlos.

Es por eso que para comer las semillas debemos dejarlas en remojo por lo menos 8 horas antes de prepararlas o lo que es mejor, tenerlas húmedas hasta que germinen y como creen que van a crecer van a quitar ese toxico.

COMBINACIÓN DE ALIMENTOS.

Las pautas para combinar correctamente los alimentos surgieron en el siglo XX durante el movimiento higienista. Su creador fue el doctor neoyorquino William Howard y, más adelante, la popularidad de esta práctica creció con la difusión que hizo de ella el doctor y naturópata Herbert M. Shelton.

Según la teoría de la combinación de los alimentos, los diferentes grupos de alimentos requieren tiempos diferentes y diferentes tipos de enzimas en el estómago y en los intestinos para poder ser digeridos. Un medio alcalino o ácido activará unas enzimas u otras.

Cuando comemos ciertos alimentos al mismo tiempo, liberamos ambos tipos de enzimas; así se crea un ambiente neutro que lo único que hace es inhibir y retrasar el proceso digestivo. Eso puede originar fermentación de azúcares y putrefacción de proteínas en el estómago, y provocar gases, inflamación y otros síntomas de indigestión.

Un proceso de fermentación en el intestino ocasiona un exceso de polialcoholes, que son fuente de alimento de bacterias y levaduras. La putrefacción de las proteínas genera residuos tóxicos.

Pautas para combinar los alimentos correctamente.

El concepto de la correcta combinación de los alimentos es aplicable y altamente beneficioso para todos los estilos de alimentación: se consuma carne, huevo, pescado, lácteos, o se practique el veganismo o 100% crudivorismo.

Solo comer cuando se tiene hambre.

El cuerpo es muy listo y está preparado para indicarnos qué debemos hacer en cada situación orgánica (defecar, orinar, comer...). Cuando el cuerpo necesita alimento, nos avisa con la sensación de hambre y es entonces cuando le debemos aportar nutrientes. Si no nos pide, es porque aún está procesando y asimilando los alimentos de la última comida.

Comer cuando no se tiene hambre congestiona el sistema digestivo y el proceso natural de depuración del cuerpo se ve alterado.

Comer un solo alimento concentrado a la vez.

Los alimentos concentrados. Son los que no contienen prácticamente agua, como las proteínas y los almidones.

Los alimentos no concentrados. Son los que contienen un tanto por ciento elevado de agua, como la fruta madura y los vegetales sin almidón.

Para facilitar la digestión y ahorrar energía, es muy recomendable incluir un solo tipo de alimento concentrado en el plato.

No mezclar proteínas y almidones.

Aquí es cuando se rompen los esquemas. Os preguntaréis: "¿Qué pasa con el pollo al horno con papas, el sushi de atún, el salmón a la plancha con arroz? ¿Lo he estado haciendo mal durante años y años?". Pues siento decirles que sí, pero la clave es saberlo y hacer los cambios a partir de ahora.

Para entenderlo mejor, debemos mirar cómo se digieren estos dos tipos de alimentos.

Las proteínas necesitan un ambiente ácido formado por ácido clorhídrico y las enzimas llamadas proteasas.

Los almidones se digieren en un ambiente alcalino y con la presencia de enzimas amilasas.

Si tomamos estos dos alimentos al mismo tiempo, los jugos ácidos y los jugos alcalinos liberados se neutralizarán entre sí y eso hará que el cuerpo deba invertir horas y horas y mucha energía para digerir, y nosotros nos sentiremos más cansados.

Cuanto más rato pasan estos alimentos dentro del estómago a altas temperaturas (37ºC), más probabilidad hay que se produzcan residuos tóxicos. El cuerpo no podrá absorber ni aprovechar del todo los nutrientes del alimento y nosotros tendremos gases y la barriga hinchada.

Los vegetales sin almidón se pueden mezclar con todo.

Este grupo combina prácticamente con todo el resto, a excepción de la fruta, que solo se puede mezclar con los vegetales de hoja verde, ya que requieren el mismo tiempo de digestión.

No mezclar más de dos almidones.

Aunque siempre es más fácil digerir cuando no se mezclan demasiados alimentos, es correcto tomar dos tipos de almidones diferentes. La mejor opción es mezclar los almidones con vegetales sin almidón como hojas verdes, brócoli, espárrago, por lo tanto, la mejor recomendación es no mezclar diferentes tipos y acompañarlas de vegetales sin almidón.

La fruta se debe comer sola.

La fruta es el alimento que se digiere más deprisa. En veinte o treinta minutos ya está fuera del estómago. Imaginad que coméis fruta de postre después de una comida llena de proteínas y almidones: los azúcares de la fruta quedarían retenidos a altas temperaturas mientras esperan ser digeridos, pero acabarían fermentando y acidificando el resto de los alimentos. Si quieres comer fruta antes de las comidas, lo debéis hacer entre media hora y una hora antes de comer.

El único grupo de alimentos que combina bien con la fruta son los vegetales de hoja verde. Esta explosiva combinación es la base principal de los zumos verdes. Podemos mezclar las frutas subácidas con las ácidas o con las dulces, pero nunca frutas dulces con ácidas.

Los melones se deben comer solos, ya que, de todas las frutas, son las que requieren menos tiempo de digestión. Combinar melones con otras frutas podría frenar el proceso.

Los líquidos fuera de las comidas.

Hay que evitar tomar líquidos durante las comidas para no diluir los jugos gástricos ni las enzimas necesarias para hacer el proceso de la digestión. Podemos beber media hora antes y dos o tres horas después de comer.

Cantidad de comidas diarias.

Nosotros venimos haciendo 3 comidas por pura costumbre, no porque sea bueno para nuestros órganos, así como nosotros descansamos del trabajo desde las 18 horas, así mismo los órganos deben descansar desde las 18 horas y de ser posible solo hacer 2 comidas, una a las 10 am y la otra a las 17 horas o 18 horas como máximo, esto es lo que llaman ayuno intermitente.

Ayuno intermitente. - El ayuno intermitente es una práctica en la que se alternan períodos de ayuno y alimentación en un determinado horario. Hay diferentes métodos de ayuno intermitente, pero los más comunes son:

Método de 16/8: consiste en ayunar durante 16 horas al día y comer todas las comidas dentro de una ventana de alimentación de 8 horas.

Método de 24/1: consiste en hacer ayunos de 24 horas una o dos veces por semana, es decir, hacer una comida y luego no comer nada hasta la misma hora del día siguiente.

El objetivo del ayuno intermitente es promover la quema de grasa y beneficiar la salud metabólica. Se ha demostrado que puede tener varios beneficios para la salud, como la pérdida de peso, mejora de los marcadores de salud, reducción del riesgo de enfermedades crónicas y mejora de la función cerebral. Sin embargo, es importante consultar a un profesional de la salud antes de comenzar cualquier tipo de ayuno intermitente, si se tienen condiciones de salud preexistentes o se están tomando medicamentos.

4.- MASTICAR BIEN LOS ALIMENTOS.

Masticar bien los alimentos se refiere al acto de triturar y descomponer los alimentos en la boca mediante el uso de los dientes y la acción de la mandíbula. El proceso de masticar el bocado que llevamos a la boca, debe ser ejecutado en al menos 30 segundos, es decir que podemos llevar el bocado a la boca, estar masticando y mentalmente podemos ir contando desde el 1 al 30 y podría ser que allí está bien masticado el bocado, si lo hacemos así vamos a tener varios beneficios para la salud. Algunos de los beneficios de masticar bien los alimentos son:

Facilita la digestión: La masticación adecuada descompone los alimentos en partículas más pequeñas, lo que facilita que las enzimas digestivas descompongan aún más los nutrientes en el tracto gastrointestinal.

Mejora la absorción de nutrientes: Al descomponer los alimentos en partículas más pequeñas, se aumenta la superficie de contacto con las enzimas digestivas, lo que facilita la absorción de nutrientes en el intestino.

Ayuda a la saciedad: Masticar bien los alimentos puede ayudar a que te sientas más satisfecho, lo que puede contribuir a un mejor control del peso ya que tiende a reducir la velocidad de la ingesta de alimentos y permite que la señal de saciedad llegue al cerebro.

Evita la incomodidad digestiva: La masticación adecuada contribuye a la mezcla de los alimentos con la saliva, que contiene enzimas digestivas. Esto ayuda a prevenir la incomodidad digestiva, como la acidez estomacal y la indigestión.

Promueve la salud bucal: La masticación estimula la producción de saliva, que ayuda a mantener la salud bucal al neutralizar los ácidos y eliminar las partículas de alimentos de la boca. Además, contribuye a la salud de las encías y los dientes al promover una buena higiene oral.

En resumen, masticar bien los alimentos es un componente esencial de la salud digestiva y general. Se recomienda tomarse el tiempo necesario para disfrutar y procesar adecuadamente los alimentos durante las comidas.

HAY QUE PONERLE MUCHA ATENCION A LAS ENDODONCIAS Y SU IMPACTO EN LA SALUD.

El impacto de las endodoncias en la salud sistémica a largo plazo ha sido objeto de preocupación. La muerte del tejido del diente crea un ambiente ideal para el crecimiento bacteriano, lo que puede generar serias complicaciones para la salud en su conjunto.

El vínculo entre las bacterias en los dientes muertos y las toxinas: Durante una endodoncia, se extrae el tejido infectado del diente y se sella la cavidad para prevenir reinfecciones. Sin embargo, es importante tener en cuenta que las bacterias aún pueden sobrevivir en el diente muerto y producir una gran cantidad de toxinas que pueden filtrarse al cuerpo.

La investigación científica respalda las preocupaciones: **Un estudio publicado en la revista de la Asociación Dental Americana** reveló que las bacterias presentes en los dientes muertos pueden producir una gran cantidad de sustancias tóxicas que pueden ser absorbidas por el cuerpo, lo que puede provocar una variedad de enfermedades y trastornos.

Otro **estudio publicado en el European Journal of Clinical Microbiology and Infectious Diseases** encontró que las bacterias asociadas con los dientes muertos tienen la capacidad de generar una serie de toxinas que pueden tener efectos graves en la salud del paciente, incluyendo enfermedades cardiovasculares, artritis y cáncer.

El papel del lipopolisacárido (LPS) y las toxinas bacterianas: Una de las toxinas más comunes producidas por las bacterias en los dientes muertos es el lipopolisacárido (LPS), el cual se ha demostrado que causa inflamación crónica y una respuesta inmunitaria comprometida en el cuerpo. La inflamación crónica puede ser un factor contribuyente en enfermedades cardiovasculares, diabetes, enfermedad de Alzheimer y otras enfermedades crónicas.

Enzimas y proteínas tóxicas: Además del LPS, las bacterias en los dientes muertos también pueden producir una variedad de enzimas y proteínas tóxicas, como la elastasa, proteasa, y catalasa. Estas sustancias pueden dañar el tejido y provocar una respuesta inflamatoria en el cuerpo.

Las bacterias que se encuentran en los dientes muertos pueden producir una gran cantidad de toxinas, incluyendo ácido lipoteicoico (LTA), exotoxinas y endotoxinas. Estas toxinas pueden filtrarse a través del ápice del diente y ser transportadas por el flujo sanguíneo a otras partes del cuerpo, causando una respuesta inflamatoria crónica y un efecto tóxico en los tejidos y órganos.

Las exotoxinas producidas por ciertas bacterias asociadas con los dientes muertos, como la Porphyromonas gingivalis, pueden dañar las células y los tejidos del cuerpo, provocando un daño en los vasos sanguíneos y reduciendo el flujo sanguíneo en los órganos. Estas toxinas también pueden interferir con el sistema inmunológico del cuerpo, lo que puede resultar en una mayor susceptibilidad a las infecciones y enfermedades.

Las endotoxinas producidas por las bacterias pueden afectar la función de las células inmunitarias y producir una respuesta inflamatoria crónica en todo el cuerpo. Esto puede contribuir al desarrollo de enfermedades autoinmunitarias y otros problemas de salud relacionados con la inflamación crónica.

5.- VERIFICAR QUE NUESTRO ESTÓMAGO ESTÉ FUNCIONANDO CORRECTAMENTE.

Nuestro estómago está funcionando bien cuando no experimentamos ninguna molestia o dolor después de comer, cuando podemos digerir los alimentos adecuadamente y absorber los nutrientes de manera eficiente, cuando no experimentamos problemas de acidez estomacal o reflujo ácido, y cuando no sufrimos de estreñimiento o diarrea crónica. También es importante tener en cuenta que cada persona puede tener una tolerancia individual a ciertos alimentos.

Para cumplir con este cometido el estómago debe producir el ácido clorhídrico suficiente, que en la escala del PH debe estar entre 1 y 2, es decir bastante acido para descomponer los alimentos en partículas más pequeñas, ya que por distintos motivos puede ser que no produzca lo suficiente o como también que produzca más de lo normal, para verificar esta situación del estómago, el Dr. Javier Moreno, habla de la prueba de Hildemberg, que consiste en que por la mañana en ayunas, en un vaso con agua se ponga media cucharadita de café de bicarbonato de sodio, y se lo mezcle, una vez mezclado se procede a tomarse el agua con bicarbonato de sodio, y, al mismo tiempo se debe poner en funcionamiento el cronometro del reloj de cualquier dispositivo que marque minutos, y dejar que corra hasta que la persona eructe, al momento que eructa se para el cronometro y se lee la lectura del mismo, si el valor está en 3 minutos 10 segundos más o 10 segundos menos, es muestra de que el estómago está produciendo la cantidad correcta de ácido clorhídrico. Si eructa casi al momento de tomarse el agua con bicarbonato o mucho antes de los 3 minutos, significa que el estómago está produciendo mucho ácido clorhídrico. Si eructa después de los 3 minutos y más, quiere decir que el estómago no está produciendo la cantidad necesaria de ácido clorhídrico.

Para las 2 últimas condiciones el mismo Dr. da la solución, si está produciendo poco ácido clorhídrico, debe comenzar a tomar una cucharada de vinagre de sidra de manzana, disuelto en agua, media hora antes de cada comida. Para la condición de que produce demasiado ácido clorhídrico, debe comenzar a tomar el jugo de papa rallada en ayunas, si desea lo puede hacer antes de cada comida o solo una vez al día para alcalinizar el estómago.

Esta prueba puede hacerla periódicamente para saber cómo va progresando.

Para que tenga mayor elemento de juicio, ver el video del Dr. Javier Moreno en el siguiente link. https://www.youtube.com/watch?v=d2dYvkOisEE&t=32s

6.- VERIFICAR QUE EL INTESTINO DELGADO CUMPLA CABALMENTE CON SU FUNCIÓN DE ABSORBER LOS NUTRIENTES.

El intestino delgado cumple un papel crucial en la absorción de nutrientes y la digestión de los alimentos. Determinar si el intestino delgado está funcionando correctamente puede requerir la evaluación de varios aspectos y síntomas. Aquí hay algunas señales que pueden indicar un buen funcionamiento del intestino delgado:

Buena absorción de nutrientes: Si estás recibiendo y absorbiendo adecuadamente los nutrientes de los alimentos, es probable que tu intestino delgado esté funcionando correctamente. Los niveles normales de vitaminas y minerales en tu sangre pueden indicar una buena absorción.

Movimientos intestinales regulares: La regularidad en los movimientos intestinales puede ser un indicador de que el intestino delgado está funcionando adecuadamente. Un patrón de evacuación regular puede sugerir que los alimentos están siendo procesados y moviéndose a través del sistema digestivo de manera eficiente.

Ausencia de dolor o molestias abdominales: Un intestino delgado saludable generalmente no debería causar molestias abdominales persistentes, dolor agudo o cólico. Si experimentas dolor constante o malestar, puede ser indicativo de algún problema en el sistema digestivo.

Buenas funciones hepáticas y pancreáticas: La producción adecuada de bilis por el hígado y la liberación de enzimas pancreáticas son esenciales para la digestión en el intestino delgado. Un buen funcionamiento del hígado y el páncreas puede sugerir una salud intestinal adecuada.

Niveles de energía y peso adecuados: Una buena absorción de nutrientes se refleja en niveles de energía adecuados y un mantenimiento saludable del peso corporal. Si experimentas fatiga constante o cambios inusuales en tu peso, podría indicar problemas en la absorción de nutrientes.

Trastornos del intestino delgado que, si se los padece, no permiten una buena absorción de los alimentos.

1. Intestino permeable.
2. Enfermedad celiaca
3. Enfermedad de Crohn.
4. Obstrucción intestinal.
5. Infecciones intestinales.
6. Intolerancia a la lactosa.
7. Isquemia intestinal.
8. Sobrecrecimientos bacterianos (sibo).
9. Tumores.

INTESTINO PERMEABLE.

El intestino permeable, también conocido como permeabilidad intestinal aumentada o "síndrome del intestino permeable", es una condición en la cual la barrera intestinal, que normalmente debería ser selectiva en la absorción de nutrientes y la prevención del paso de sustancias no deseadas, se vuelve más permeable de lo normal. Esto significa que pequeñas partículas, como bacterias, toxinas y fragmentos no digeridos de alimentos, pueden pasar a través de las paredes del intestino y entrar en el torrente sanguíneo.

Posibles causas del intestino permeable.

Dieta poco saludable: Consumir una dieta rica en alimentos procesados, altos en azúcares, grasas hidrogenadas y bajos en fibra puede contribuir a la inflamación y afectar la salud del revestimiento intestinal.

Uso de antibióticos: El uso excesivo o inapropiado de antibióticos puede alterar el microbiota intestinal, eliminando tanto las bacterias dañinas como las beneficiosas. Esto puede conducir a desequilibrios en la flora intestinal y contribuir a la permeabilidad intestinal.

Estrés crónico: El estrés prolongado puede afectar negativamente al sistema digestivo. Se ha observado que el estrés crónico puede influir en la permeabilidad intestinal y la función barrera.

Inflamación crónica: Condiciones inflamatorias crónicas, como la enfermedad inflamatoria intestinal (EII), la enfermedad celíaca y otras enfermedades autoinmunes, pueden contribuir al desarrollo de la permeabilidad intestinal.

Toxinas ambientales: La exposición a toxinas ambientales, como pesticidas, contaminantes del aire y productos químicos tóxicos, puede afectar la salud intestinal y contribuir a la permeabilidad.

Consumo de alcohol: El consumo de alcohol puede irritar las paredes intestinales y contribuir a la inflamación, lo que a su vez puede afectar la permeabilidad.

Uso prolongado de medicamentos antiinflamatorios no esteroides (AINE): Algunos medicamentos, como los AINE, pueden dañar la mucosa intestinal y aumentar la permeabilidad. (AINE: **Ibuprofeno:** Este es uno de los AINE más utilizados. Se utiliza para aliviar el dolor y reducir la inflamación. Puede encontrarse en marcas como Advil, Motrin y otros. **Naproxeno:** Es otro AINE que se utiliza para tratar el dolor y la inflamación. Está disponible en marcas como Aleve y Naprosyn. **Aspirina** (ácido acetilsalicílico): Además de sus propiedades antiinflamatorias, la aspirina también tiene propiedades anticoagulantes y se usa a menudo para reducir el riesgo de coágulos sanguíneos y enfermedades cardiovasculares. Algunas marcas incluyen Bayer, Ascriptin y Ecotrin. **Diclofenaco:** Este AINE se utiliza comúnmente para tratar la inflamación y el dolor. Puede administrarse por vía oral o tópica y se encuentra en marcas como Voltaren y Cataflam. **Celecoxib:** Es un AINE más reciente)

Infecciones intestinales: Infecciones bacterianas, virales o parasitarias pueden dañar el revestimiento del intestino y contribuir a la permeabilidad.

Consumo de alimentos Agresores: El estar continuamente consumiendo alimentos agresores, nos mantiene inflamados y a la larga daña el intestino dando como resultado el intestino permeable.

Síntomas cuando se cree que puede tener el intestino permeable.

El síndrome del intestino permeable puede presentarse con una variedad de síntomas que pueden afectar no solo el sistema digestivo, sino también otros sistemas del cuerpo. Es importante tener en cuenta que los síntomas pueden variar en intensidad y duración de una persona a otra. Algunos de los síntomas comunes asociados con el intestino permeable incluyen:

Problemas digestivos: Gases, hinchazón abdominal, diarrea o estreñimiento crónico, dolor abdominal o malestar.

Síntomas relacionados con la inflamación: Fatiga crónica, dolores musculares o articulares, dolores de cabeza recurrentes,

Problemas de la piel: Como erupciones cutáneas o eczema

Problemas autoinmunes (Alergias): Aumento de la sensibilidad o intolerancias alimentarias, desarrollo o exacerbación de enfermedades autoinmunes, respuestas alérgicas o sensibilidades ambientales.

Cambios de humor y cognitivos: Ansiedad, depresión, dificultad para concentrarse o "niebla cerebral".

Cambios en el peso: Pérdida o aumento inesperado de peso

Síntomas sistémicos: Dolor de cabeza, mareos, cambios en la frecuencia cardíaca

El Dr. Carlos Jaramillo en un video explica muy bien esta condición, si quieren verlo les dejo el link. https://www.youtube.com/watch?v=jzJbFpZ5gWY&t=21s

Pruebas clínicas que ayudan a saber si el intestino tiene permeabilidad.

1.- La Zonulina se puede medir en heces como en sangre y su resultado nos va a indicar si tenemos o no permeabilidad intestinal.

La detección de la zonulina se puede realizar a través de lo que se conoce como técnica ELISA (ensayo de micro absorción ligado a enzimas). Al extraer una muestra, se analiza la concentración de zonulina (muy variable, pero suele encontrarse dentro de un rango de entre 0.625 ng/ml y 40 ng/ml) mediante interacciones antígeno-anticuerpo y un sistema de colorimetría que detecta dianas antigénicas de zonulina.

2.- La betalactoglobulina, se puede medir en sangre, lo lamentable es que esta prueba solo funciona para los que están consumiendo lácteos y han consumido lácteos durante los 6 meses anteriores.

Aunque estas son pruebas de intestino permeable comúnmente utilizadas, se ha argumentado que tales pruebas realmente no son necesarias. Solo sirven para confirmar lo que ya se sabe y requieren un gasto económico. Cualquier persona con sensibilidad/alergias a los alimentos o una condición autoinmune tiene un intestino permeable o una permeabilidad anormal de las uniones estrechas que componen el revestimiento del intestino. Cuando las proteínas de los alimentos no digeridos, los microbios patógenos y otras toxinas cruzan el revestimiento intestinal hacia el torrente sanguíneo, desencadenan una reacción alérgica en el sistema inmunitario. Ahora que sabe cómo realizar una prueba de intestino permeable, puede tomar una decisión informada. Sin embargo, es aún más importante tomar medidas para remedia tu intestino permeable y emprender el camino hacia una mejor salud.

Enfermedad celiaca.

La enfermedad celíaca es un trastorno autoinmune en el que el sistema inmunitario ataca por error al gluten, una proteína presente en el trigo, la cebada y el centeno. Esto provoca una inflamación en el intestino delgado y dificulta la absorción de nutrientes esenciales. Los síntomas de la enfermedad celíaca pueden variar y van desde problemas digestivos como diarrea, estreñimiento, hinchazón abdominal, hasta otros como fatiga, dolores de cabeza, erupciones cutáneas y problemas de crecimiento en niños. El único tratamiento efectivo para la enfermedad celíaca es seguir una dieta estricta libre de gluten de por vida.

Enfermedad de Crohn.

La enfermedad de Crohn es un trastorno crónico e inflamatorio que afecta principalmente al sistema digestivo, causando síntomas como diarrea, dolor abdominal, pérdida de peso, fatiga y otros problemas relacionados con el tracto gastrointestinal. Esta enfermedad puede afectar a cualquier parte del tracto digestivo, desde la boca hasta el ano, y suele tener un curso de exacerbaciones y remisiones. Aunque no se conoce la causa exacta de la enfermedad de Crohn, se cree que factores genéticos, ambientales e inmunológicos pueden contribuir a su desarrollo. El tratamiento generalmente incluye medicamentos para controlar la inflamación y los síntomas, así como cambios en la dieta y estilo de vida. En casos graves, puede ser necesaria la cirugía para tratar complicaciones de la enfermedad.

Obstrucción Intestinal.

Una obstrucción intestinal es un bloqueo en el intestino que impide que los alimentos y los líquidos pasen a través de manera normal. Esto puede ser causado por diferentes motivos como la presencia de una masa de alimentos no digeridos, una hernia, una enfermedad inflamatoria o incluso una obstrucción física causada por un objeto extraño.

Los síntomas de una obstrucción intestinal pueden incluir dolor abdominal intenso, hinchazón abdominal, vómitos, incapacidad para expulsar gases o heces, y falta de apetito. Es importante buscar atención médica inmediata si se sospecha de una obstrucción intestinal, ya que puede ser una condición grave que requiere tratamiento médico urgente, incluyendo cirugía en algunos casos.

Infecciones Intestinales.

Las infecciones intestinales son enfermedades causadas por microorganismos como bacterias, virus, parásitos u hongos que afectan el aparato digestivo. Estas infecciones pueden provocar síntomas como diarrea, dolor abdominal, fiebre, vómitos y malestar general. Algunos ejemplos de infecciones intestinales comunes son la gastroenteritis, la salmonelosis, la amebiasis y la giardiasis. El tratamiento de estas infecciones suele incluir reposo, hidratación, dieta adecuada y en algunos casos, medicamentos específicos para combatir el microorganismo causante.

Intolerancia a la Lactosa.

La intolerancia a la lactosa es la incapacidad del cuerpo para digerir la lactosa, un tipo de azúcar presente en la leche y en otros productos lácteos. Esta condición ocurre cuando el cuerpo no produce suficiente cantidad de la enzima lactasa, necesaria para descomponer la lactosa en glucosa y galactosa para ser absorbida por el cuerpo.

Los síntomas comunes de la intolerancia a la lactosa incluyen dolor abdominal, distensión abdominal, gases, diarrea y malestar general después de consumir productos lácteos. El tratamiento generalmente implica evitar o limitar el consumo de productos lácteos, así como el uso de suplementos de lactasa para ayudar a digerir la lactosa.

Isquemia Intestinal.

La isquemia intestinal es una condición en la que el flujo sanguíneo hacia el intestino se ve reducido o bloqueado, lo que afecta la capacidad del intestino para recibir oxígeno y nutrientes. Esto puede llevar a daño tisular y, en casos graves, a la muerte del tejido intestinal. La isquemia intestinal puede ser aguda o crónica, y sus causas pueden ser diversas, como la obstrucción de los vasos sanguíneos, la embolia, la trombosis, o condiciones subyacentes como la enfermedad arterial periférica. Los síntomas incluyen dolor abdominal intenso, náuseas, vómitos, diarrea y sangrado en las heces. El tratamiento depende de la causa subyacente y puede incluir cirugía, medicamentos o cambios en el estilo de vida.

Sobrecrecimiento bacteriano del intestino delgado (SIBO).

El sobrecrecimiento bacteriano del intestino delgado (SIBO, por sus siglas en inglés) es una afección en la cual hay un exceso de bacterias en la parte superior del intestino delgado. Normalmente, el intestino delgado contiene una cantidad limitada de bacterias, pero en el caso de SIBO, estas bacterias proliferan de forma descontrolada.

Las posibles causas de SIBO incluyen trastornos motores del intestino, problemas anatómicos en el tracto gastrointestinal, cirugías abdominales previas, enfermedades crónicas como la enfermedad de Crohn o el síndrome del intestino irritable, y el uso excesivo de antibióticos. Los síntomas de SIBO incluyen hinchazón, distensión abdominal, flatulencia, diarrea, estreñimiento, fatiga y pérdida de peso.

El diagnóstico de SIBO se suele realizar a través de pruebas de aliento que detectan la presencia de gases producidos por las bacterias en el intestino delgado. El tratamiento de SIBO generalmente incluye el uso de antibióticos para reducir la cantidad de bacterias presentes en el intestino delgado, así como cambios en la dieta para eliminar los alimentos que favorecen el crecimiento bacteriano.

Es importante recibir un diagnóstico adecuado y un tratamiento oportuno para el SIBO, ya que esta condición puede interferir con la absorción de nutrientes, causar molestias gastrointestinales y empeorar la calidad de vida de las personas afectadas. Si sospechas que puedes tener SIBO, consulta a un profesional de la salud para recibir la atención adecuada.

Tumores.

Los tumores en el intestino delgado son un tipo de cáncer poco común en comparación con otros tipos de cáncer gastrointestinal, como el cáncer de colon. Estos tumores pueden ser benignos o malignos, y se pueden desarrollar en diferentes partes del intestino delgado, que es la parte del sistema digestivo que se encuentra entre el estómago y el colon.

Los tumores en el intestino delgado pueden ser causados por factores genéticos, ambientales o dietéticos. Algunos síntomas de estos tumores pueden incluir dolor abdominal, pérdida de peso, fatiga, hinchazón abdominal y cambios en los hábitos intestinales.

El diagnóstico de los tumores en el intestino delgado generalmente se realiza mediante pruebas de imagen como la tomografía computarizada y la resonancia magnética, así como biopsias de tejido. El tratamiento de estos tumores suele involucrar la cirugía para extirpar el tumor, seguida de terapias adicionales como quimioterapia y radioterapia.

7.- VERIFICAR QUE EL INTESTINO GRUESO ESTÉ FUNCIONANDO CORRECTAMENTE.

El intestino grueso, también conocido como colon, es una parte importante del sistema digestivo en los seres humanos y en muchos animales. Se encuentra después del intestino delgado y es responsable de varias funciones clave en el proceso de la digestión. Aquí hay algunos aspectos importantes sobre el intestino grueso:

Ubicación: El intestino grueso sigue al intestino delgado y consta de varias secciones, incluyendo el ciego, el colon ascendente, el colon transverso, el colon descendente y el colon sigmoide. Se encuentra en la parte inferior del abdomen.

Funciones principales:

Absorción de agua y electrolitos: El colon absorbe agua y electrolitos de los residuos no digeridos que provienen del intestino delgado, ayudando a formar las heces.

Formación de heces: A medida que los residuos avanzan a través del colon, se vuelven más sólidos y se forman las heces.

Microbiota intestinal: El colon es el hogar de una gran cantidad de bacterias beneficiosas que forman la microbiota intestinal. Estas bacterias desempeñan un papel importante en la fermentación de ciertos alimentos no digeridos, produciendo gases y algunas vitaminas esenciales.

Almacenamiento temporal: El colon actúa como un órgano de almacenamiento temporal para las heces antes de ser eliminadas del cuerpo.

Eliminación de desechos: Las heces se mueven a través del colon y se almacenan en el recto hasta que es el momento de la eliminación, que ocurre durante el acto de defecación.

Es importante señalar que el buen funcionamiento del intestino grueso es esencial para mantener la salud digestiva general. Problemas como el estreñimiento, la diarrea y enfermedades como la enfermedad inflamatoria intestinal pueden afectar la función del intestino grueso. El cuidado adecuado de la salud intestinal, que incluye una dieta equilibrada y un estilo de vida saludable, contribuye a mantener el funcionamiento óptimo del intestino grueso.

Si no mantenemos optimo el funcionamiento del intestino grueso, existen varias enfermedades y trastornos que pueden afectar el intestino grueso (colon). Algunas de las condiciones más comunes incluyen:

Enfermedad del colon irritable (ECI): También conocida como síndrome del intestino irritable (SII), esta condición crónica afecta el funcionamiento normal del colon y puede causar síntomas como dolor abdominal, cambios en los hábitos intestinales, hinchazón y malestar abdominal.

Enfermedad inflamatoria intestinal (EII): La EII incluye dos condiciones principales: la enfermedad de Crohn y la colitis ulcerosa. Ambas son enfermedades crónicas que involucran la inflamación del tracto gastrointestinal, incluido el colon. Los síntomas pueden incluir diarrea, dolor abdominal, pérdida de peso y fatiga.

Diverticulitis: Los divertículos son pequeñas bolsas que se pueden formar en la pared del colon. Cuando estas bolsas se inflaman o infectan, se desarrolla la diverticulitis, causando síntomas como dolor abdominal, fiebre y cambios en los hábitos intestinales.

Cáncer de colon: El cáncer de colon es una forma de cáncer que se origina en el colon o el recto. Los síntomas pueden incluir cambios en los hábitos intestinales, sangre en las heces, pérdida de peso inexplicada y fatiga.

Poliposis adenomatosa familiar (PAF): Es un trastorno genético que provoca el desarrollo de múltiples pólipos en el colon. Sin un tratamiento adecuado, hay un mayor riesgo de desarrollar cáncer de colon.

Es importante destacar que, si experimentas síntomas persistentes relacionados con el intestino grueso, como cambios en los hábitos intestinales, dolor abdominal, sangrado rectal o pérdida de peso inexplicada, es crucial buscar la orientación de un profesional de la salud para un diagnóstico preciso y un plan de tratamiento adecuado.

8.- VERIFICAR QUE NUESTRA FLORA BACTERIANA ESTE SIEMPRE EQUILIBRADA.

La flora bacteriana, también conocida como microbiota, se refiere a la comunidad de microorganismos, principalmente bacterias, que habitan en un área específica del cuerpo. La microbiota bacteriana es esencial para el mantenimiento de la salud y el funcionamiento adecuado de varios sistemas del cuerpo. La flora bacteriana se encuentra en diversas partes del organismo, pero se estudia especialmente en el intestino, donde tiene un papel crucial.

En el contexto del sistema digestivo, la flora bacteriana intestinal o microbiota intestinal desempeña varias funciones importantes, incluyendo:

Digestión y absorción de nutrientes: Las bacterias en el intestino ayudan a descomponer ciertos alimentos y sustancias que el cuerpo humano no puede digerir por sí mismo. Contribuyen a la digestión y absorción de nutrientes, como ciertos carbohidratos y fibras.

Producción de vitaminas: Algunas bacterias en el intestino tienen la capacidad de sintetizar vitaminas esenciales, como la vitamina K y algunas vitaminas del grupo B. Estas vitaminas son importantes para diversas funciones corporales.

Protección contra patógenos: La flora bacteriana cumple un papel crucial en la protección contra la invasión de patógenos (bacterias dañinas). Al ocupar espacio y recursos, las bacterias beneficiosas ayudan a prevenir que las bacterias perjudiciales se establezcan y causen infecciones.

Estimulación del sistema inmunológico: La interacción entre la flora bacteriana y el sistema inmunológico es compleja. Las bacterias contribuyen al desarrollo y funcionamiento adecuado del sistema inmunológico, y un equilibrio saludable de microbiota es esencial para una respuesta inmunológica adecuada.

Mantenimiento de la integridad del revestimiento intestinal: Las bacterias beneficiosas ayudan a mantener la integridad del revestimiento del intestino, formando una barrera física y química contra sustancias no deseadas y patógenas.

Los desequilibrios en la flora bacteriana pueden estar asociados con diversos problemas de salud, como trastornos gastrointestinales, alergias, enfermedades autoinmunes y más. El mantenimiento de una flora bacteriana saludable a menudo se promueve a través de una dieta equilibrada, la ingesta de alimentos ricos en fibra y la limitación del uso indiscriminado de antibióticos, ya que estos medicamentos pueden afectar tanto a las bacterias perjudiciales como a las beneficiosas.

Los problemas con la flora bacteriana, también conocida como disbiosis o desequilibrio de la microbiota, pueden contribuir a una variedad de condiciones de salud. Aquí hay algunos problemas asociados con la alteración de la flora bacteriana:

Candidiasis: La candidiasis es una infección causada por levaduras del género Cándida, siendo Cándida albicans la especie más comúnmente asociada. Estas levaduras suelen habitar en diversas partes del cuerpo, como la piel, la boca, el tracto digestivo y los genitales, de forma natural y en equilibrio con otras bacterias y microorganismos.

Cuando hay un desequilibrio en el entorno, la cándida puede multiplicarse de manera excesiva, dando lugar a la candidiasis. Algunos factores que pueden contribuir a este desequilibrio incluyen:

Uso de antibióticos: Los antibióticos pueden eliminar bacterias beneficiosas junto con las perjudiciales, permitiendo que las levaduras como Cándida se multipliquen sin control.

Sistema inmunológico debilitado: Las personas con sistemas inmunológicos debilitados, ya sea debido a enfermedades como el VIH, tratamientos como la quimioterapia, o condiciones médicas crónicas, tienen un mayor riesgo de desarrollar candidiasis.

Diabetes: Las personas con diabetes, especialmente si no tienen un control adecuado de sus niveles de azúcar en la sangre, son más susceptibles a las infecciones por Cándida, ya que las levaduras se alimentan de azúcares.

Embarazo: Los cambios hormonales durante el embarazo pueden aumentar el riesgo de desarrollar candidiasis, especialmente infecciones vaginales por levaduras.

Uso prolongado de corticosteroides: El uso prolongado de medicamentos corticosteroides puede debilitar el sistema inmunológico y favorecer el crecimiento de Cándida.

Hay que tomar probióticos cuando hayas tomado antibióticos: Sí, es común y generalmente recomendado tomar probióticos cuando se está tomando antibióticos. Los antibióticos son medicamentos que pueden matar las bacterias, tanto las perjudiciales como las beneficiosas que se encuentran en el tracto gastrointestinal. Esto puede llevar a desequilibrios en la flora intestinal, lo que a veces resulta en efectos secundarios como diarrea o infecciones por levaduras.

Test casero para detectar la candidiasis intestinal.

Al momento de levantarte en ayunas, coge un vaso con agua y escupe en él y espera de unos 30 minutos, si ves que la saliva ha desaparecido es porque no hay infestación de cándida, y si la saliva bajo en forma de hebras y toca el fondo del vaso, hay una posible candidiasis intestinal, por lo que en esos caso lo mejor es acudir a un médico para que evalué y disponga los exámenes necesarios para determinar el grado de la candidiasis y dar el tratamiento adecuado.

Esta información la tome de un video de Nutribyfood de Milena Randisi cuyo link les dejo aquí. https://www.youtube.com/shorts/4gYXog8AcPw., también se puede detectar la candidiasis mediante exámenes clínicos en sangre.

9.- MANTENER FUERTE NUESTRO SISTEMA INMUNOLÓGICO.

El sistema inmunológico es una red compleja de células, tejidos y órganos que trabajan en conjunto para defender el cuerpo contra organismos invasores y otras amenazas. Su función principal es reconocer y combatir bacterias, virus, hongos y otras sustancias extrañas que pueden causar enfermedades.

El sistema inmunológico se compone de dos partes principales: la inmunidad innata y la inmunidad adaptativa.

Inmunidad Innata: Esta es la primera línea de defensa del cuerpo y actúa de manera inmediata ante cualquier amenaza. Incluye barreras físicas como la piel, así como células y proteínas especializadas que atacan a los invasores de manera no específica.

Inmunidad Adaptativa: Esta parte del sistema inmunológico es más específica y se adapta a medida que el cuerpo se encuentra con nuevos patógenos. Incluye células como los linfocitos (células T y células B) que reconocen específicamente ciertos patógenos y desarrollan respuestas más específicas y efectivas con el tiempo.

El sistema inmunológico también tiene la capacidad de recordar patógenos con los que ha entrado en contacto anteriormente, lo que le permite responder más rápidamente si el mismo patógeno vuelve a ingresar al cuerpo.

Algunos factores que pueden afectar el funcionamiento del sistema inmunológico incluyen:

Nutrición: Una dieta equilibrada y rica en nutrientes es fundamental para mantener un sistema inmunológico saludable.

Estrés: El estrés crónico puede debilitar el sistema inmunológico y hacer que sea menos eficiente en la lucha contra las infecciones.

Sueño: La falta de sueño o un sueño insuficiente puede afectar negativamente la función inmunológica.

Edad: El sistema inmunológico tiende a debilitarse con la edad, lo que puede hacer que las personas mayores sean más susceptibles a las infecciones.

Enfermedades crónicas: Condiciones como la diabetes, la obesidad y otras enfermedades crónicas pueden afectar la función del sistema inmunológico.

Vacunas: Es importante colocarse las vacunas correspondientes de acuerdo a las necesidades para los virus específicos.

Calostro para elevar el sistema inmunológico en adultos tercera edad. (50 y más)

El calostro es una sustancia alta en nutrientes inmunológicos que producen todos los mamíferos inmediatamente después del parto.

El calostro bovino no es específico para una sola especie. Eso significa que puede ser consumido por cualquier mamíferos, incluyendo el ser humano. En particular, la estructura molecular de los factores. Los factores inmunológicos y de crecimiento del calostro bovino es muy similar o idéntica a aquella encontrada en los humanos y en otras especies animales como los perros y los gatos. En estricto sentido las vacas son donantes universales de calostro.

El calostro bovino contiene mayores niveles de algunos factores que el calostro humano y de otras especies, este hecho es especialmente importante en la inmunoglobulina (anticuerpos) llamada inmunoglobulina G (IgG). El Doctor C. E. Bruce descubrió que mientras el calostro humano contiene sólo 2% de inmunoglobulina critica, el calostro bovino contiene 38%. La IgG está considerado como una de las más importantes inmunoglobulinas, porque es activa contra de una gran diversidad de microorganismos, muchos de los cuales son ahora resistentes a los antibióticos del mercado. La creciente falta de actividad y resistencia de los antibióticos para controlar microorganismos comunes es a veces mortal, por esto el uso del calostro es algo muy importante en esta lucha que no podemos permitirnos perder.

El calostro bovino contiene componentes especiales llamados glicoproteínas e inhibidores de tripsina que evitan que los jugos digestivos en el estómago humano destruyan los factores inmunológicos y de crecimiento. Sin estos inhibidores, las cualidades inmunológicas del calostro bovino no podrían ser utilizadas por el cuerpo humano.

Componentes del calostro:

• Factores Inmunológicos.

• Factores de crecimiento.

Factores inmunológicos.

Los factores inmunológicos son sustancias que ayudan al cuerpo a combatir la invasión y el poder destructivo de las bacterias, virus, hongos, protozoarios y otros organismos causantes de enfermedades. Algunos factores inmunológicos tienen tareas muy específicas, así como estimular la producción de algún proceso en particular o agente en el cuerpo, mientras otros actúan de una manera más general, protegiendo al sistema inmunológico entero o a una parte significativa de él. El calostro es el único alimento que provee al cuerpo de estos factores críticos, preventivos y protectores. Algunos de los más importantes factores inmunológicos que se encuentran en el calostro bovino son:

- Inmunoglobulinas (el componente activo primordial del calostro),
- Polipéptidos ricos en prolina (PRP),
- Lactoferrina (una potente sustancia bactericida, antiviral, antiinflamatoria y natural),
- Citoquinas (agentes que combaten el cáncer),
- Oligopolisacáridos,
- Enzimas,
- Glicoproteínas,
- Inhibidores de tripsina,
- Lisozimas,
- Linfoquinas (incluyen sustancias anticancerígenas),
- Glicoconjugados.

Los investigadores recientemente descubrieron que los PRP (Polipéptidos ricos en prolina) son reguladores del sistema inmunológico a nivel del Timo, regulando la acción de un sistema inmunológico hiperactivo que puede a veces atacar a su propio huésped propiciando una enfermedad autoinmune.

Factores de crecimiento.

Los factores de crecimiento son elementos cuyos efectos primarios son promover la curación al estimular la construcción, el mantenimiento y la reparación de huesos, músculos, nervios y cartílagos; el estimular un metabolismo lento; regular el metabolismo de las proteínas mientras se ayuna; mantener los niveles de azúcar en la sangre balanceados; ayudar a regular los químicos cerebrales que manejan el ánimo y promover la curación de heridas. Otra ventaja de los factores de crecimiento son sus beneficios anti- envejecimiento en los cuales se incluye la reducción de arrugas y la obtención de una piel más firme y joven.

Los científicos han identificado diversos factores de crecimiento en el calostro bovino, entre ellos:

- Factores de crecimiento epitelial (FCE),

- Factores de crecimiento fibroblástico (FCF),
- Factores de crecimiento tipo insulínico I y II (IgF1, IgF2),
- Factores de crecimiento de transformación (FCT) A y B.
- Factor de crecimiento de los hepatocitos

Factores nutricionales. Contiene prácticamente todos los aminoácidos esenciales y no esenciales: Aminoácidos esenciales: Histidina, Isoleucina, Leucina, Lisina, Metionina, Fenilalanina, Treonina, Triptófano, Valina. Aminoácidos no esenciales: Alanina, Arginina, Acido aspártico, Alanina, Cistina, Glutamina Acido Glutámico, Glicina, Fosfororitanolamina, Prolina, Serina, Taurina, Tirosina.

Minerales: Calcio (Ca), Hierro (Fe), Magnesio (Mg), Manganeso (Mn), Fósforo (P), Potasio (K), Selenio (Se), Sodio (Na), Zinc (Zn).

Vitaminas: Tiamina (vitamina B1), Riboflavina (vitamina B2), Nicotinamida (vitamina B3), Acido Pantoténico (vitamina B5), Piridoxina (vitamina B6) Ácido fólico (vitamina B9), Cianocobalamina (vitamina B12).

Factores antioxidantes celulares: Contiene Glutamina.

Los beneficios del calostro bovino son:

Existen numerosos estudios y publicaciones que testifican los efectos benéficos del calostro de alta calidad en nuestra salud y bienestar. Estos beneficios se enlistan a continuación:
- Fortalece el sistema inmune,
- Actúa en el metabolismo celular,
- Actúa en el metabolismo de cartílagos, tendones y articulaciones, y los recupera más rápido de alguna lesión,
- Mejora la masa muscular en proporción al cuerpo,
- La flora intestinal es activada y el sistema gástrico en general es regenerado.
- El calostro ofrece una alta protección contra problemas gastro-intestinales,
- Ayuda al organismo a protegerse mejor contra algunas enfermedades,
- Ayuda a la recuperación después de que el sistema inmune se ha debilitado por alguna enfermedad o por efectos secundarios de algún tratamiento,
- El calostro proporciona gran energía para aquellos que sufren de agotamiento y cansancio crónico.
- El calostro contiene factores nutricionales que ayudan a disminuir el proceso de envejecimiento,

- Ayuda a proteger la oxidación celular derivada del estrés.

Existen muchos documentos científicos sobre la utilidad del calostro bovino en humanos sobre diferentes enfermedades, para mayor información consulte la pág. www. colostrumresearch.org

10.- VERIFICAR QUE EL SISTEMA LINFÁTICO ESTÉ FUNCIONANDO CORRECTAMENTE.

El sistema linfático es una red de órganos, tejidos y vasos linfáticos que trabajan en conjunto para transportar la linfa por todo el cuerpo. La linfa es un líquido incoloro que está compuesto principalmente por agua, proteínas, glóbulos blancos y desechos celulares.

El sistema linfático desempeña varias funciones importantes en el cuerpo, entre ellas:

Transportar la linfa: los vasos linfáticos recogen la linfa de los tejidos corporales y la transportan de regreso al torrente sanguíneo. Esto ayuda a mantener el equilibrio de líquidos en el cuerpo.

Filtrar y eliminar desechos: los ganglios linfáticos actúan como filtros y ayudan a eliminar las bacterias, los virus y otros desechos presentes en la linfa. Los ganglios también producen y almacenan células del sistema inmunológico, como los linfocitos, que ayudan a combatir infecciones.

Absorber grasas: el sistema linfático también juega un papel importante en la absorción y transporte de grasas y nutrientes desde el tracto digestivo hacia la circulación sanguínea.

Además de los vasos linfáticos y los ganglios linfáticos, el sistema linfático también incluye otros órganos como la médula ósea, el bazo y las amígdalas. Estos órganos participan en la producción de células del sistema inmunológico y en la respuesta del cuerpo ante infecciones y enfermedades.

En resumen, el sistema linfático es esencial para mantener la homeostasis del cuerpo, filtrar desechos, y participar en la defensa del organismo contra infecciones y enfermedades.

Trastornos que puede tener el sistema linfático.

El sistema linfático puede presentar varios problemas o trastornos, entre ellos:

Linfedema: Es un trastorno en el que hay acumulación de líquido linfático en los tejidos, generalmente en los brazos o las piernas. Puede ser causado por una obstrucción en los vasos linfáticos, una disfunción del sistema linfático o una cirugía que afecte a los ganglios linfáticos.

Infecciones linfáticas: Pueden ocurrir infecciones en los vasos o ganglios linfáticos, causadas generalmente por bacterias. Esto puede resultar en inflamación, enrojecimiento, dolor y sensibilidad en la zona afectada.

Linfomas: Son tipos de cáncer que afectan a los linfocitos, células del sistema linfático. Los linfomas pueden manifestarse como hinchazón o dolor en los ganglios linfáticos, pérdida de peso, fiebre, sudoración nocturna, fatiga y debilidad.

Edema generalizado: En casos más graves, el sistema linfático puede presentar dificultades en la circulación linfática, lo que provoca una acumulación de líquido en todo el cuerpo. Esto puede resultar en hinchazón generalizada, especialmente en los brazos, las piernas, el abdomen y la cara.

Congestión linfática: La congestión del sistema linfático puede causar un flujo de líquido insuficiente, lo que dificulta la eliminación de toxinas y desechos del organismo. Esto puede resultar en inflamación, fatiga, infecciones frecuentes, dolores musculares y articulares, y una disminución de la función inmunológica.

Enfermedades autoinmunes: Algunas enfermedades autoinmunes, como el lupus eritematoso sistémico o la artritis reumatoide, pueden afectar al sistema linfático y causar inflamación y disfunción.

Síntomas que nos pueden indicar un trastorno en el sistema linfático.

Los síntomas que pueden indicar un trastorno en el sistema linfático incluyen:

Inflamación de los ganglios linfáticos: los ganglios linfáticos pueden verse o sentirse aumentados de tamaño en diferentes partes del cuerpo, como el cuello, las axilas, la ingle o el pecho.

Fatiga inexplicada: si experimentas una fatiga persistente sin una razón aparente, podría ser un signo de trastorno en el sistema linfático.

Fiebre recurrente: la presencia frecuente de fiebre sin una causa evidente puede indicar un problema en el sistema linfático.

Infecciones recurrentes: si sufres de infecciones frecuentes, como infecciones respiratorias superiores o infecciones de la piel, esto podría indicar un problema en el sistema linfático.

Hinchazón o edema: la retención de líquidos en diferentes partes del cuerpo, como las manos, los pies o el abdomen, puede ser un síntoma de un trastorno en el sistema linfático.

Problemas digestivos: la inflamación del sistema linfático en el área abdominal puede causar problemas digestivos como diarrea, náuseas o dolor abdominal.

Cambios en la piel: si experimentas cambios en la piel como enrojecimiento, picazón o erupciones cutáneas inexplicables, puede ser un indicador de un trastorno en el sistema linfático.

11.- VERIFICAR QUE EXISTA EQUILIBRIO ENTRE LOS RADICALES LIBRES Y LOS ANTIOXIDANTES.

Radicales libres. Los radicales libres son átomos, moléculas o iones que tienen un electrón desaparejado en su capa externa y, por lo tanto, son altamente reactivos. Esta falta de electrones desapareados hace que los radicales libres sean muy inestables y busquen constantemente reaccionar con otras moléculas para obtener el electrón que les falta.

Los radicales libres se forman naturalmente en el cuerpo durante procesos metabólicos normales, como la respiración y la digestión, pero también pueden ser generados por factores externos como la radiación ultravioleta, la contaminación ambiental, el humo del cigarrillo y ciertos productos químicos. Además, el estrés, una mala alimentación y el consumo excesivo de alcohol también pueden promover la formación de radicales libres.

Cuando los radicales libres reaccionan con otras moléculas en el cuerpo, pueden causar daño celular y desencadenar una serie de reacciones en cadena, conocidas como estrés oxidativo. El estrés oxidativo se ha asociado con el envejecimiento, la inflamación crónica y diversas enfermedades, como enfermedades cardíacas, cáncer, diabetes y Alzheimer.

En resumen, los radicales libres son moléculas altamente reactivas que se forman de manera natural en el cuerpo y pueden causar daño celular y desencadenar enfermedades si no son neutralizados por antioxidantes. Por lo tanto, es importante llevar una dieta equilibrada y llevar un estilo de vida saludable para prevenir el estrés oxidativo y sus consecuencias negativas.

Antioxidantes. Los antioxidantes son compuestos químicos que pueden proteger las células del daño causado por los radicales libres.

Los antioxidantes pueden neutralizar los radicales libres y reducir el estrés oxidativo en el cuerpo. Algunos ejemplos de antioxidantes son el glutatión, las vitaminas C y E, el beta-caroteno, el licopeno, el selenio y el zinc. Estos antioxidantes se encuentran en alimentos como frutas, verduras, nueces, semillas y granos enteros. También se pueden encontrar en suplementos dietéticos.

Los estudios han sugerido que una dieta rica en antioxidantes puede tener beneficios para la salud, incluyendo la reducción del riesgo de enfermedades crónicas, el fortalecimiento del sistema inmunológico y la protección contra el daño celular.

Glutatión: El glutatión es un antioxidante natural presente en todas las células del cuerpo humano. Está compuesto por tres aminoácidos: glutamato, cisteína y glicina. Se considera el principal antioxidante del organismo debido a su capacidad para neutralizar los radicales libres y proteger las células del daño causado por el estrés oxidativo.

El glutatión desempeña un papel vital en el metabolismo y en numerosas funciones corporales. Actúa como un desintoxicante, ayudando a eliminar toxinas, metales pesados y productos de desecho del cuerpo. También juega un papel fundamental en el sistema inmunológico, ayudando a fortalecer y regular la respuesta inmune.

Además, el glutatión es esencial para la síntesis de proteínas, la reparación del ADN, el transporte de nutrientes y la producción de energía celular. También se ha relacionado con la prevención de enfermedades crónicas, el envejecimiento saludable y la protección contra el daño celular causado por el estrés y la inflamación.

Se puede obtener glutatión a través de la dieta, consumiendo alimentos ricos en cisteína, como carne, pescado, lácteos, huevos y legumbres. Sin embargo, la ingesta de glutatión a través de la alimentación puede ser limitada debido a la degradación durante la digestión.

En algunos casos, se pueden usar suplementos de glutatión para aumentar los niveles en el cuerpo, especialmente en personas con niveles bajos debido a condiciones médicas o situaciones específicas. Sin embargo, es importante tener en cuenta que la suplementación de glutatión no es efectiva en todos los casos y algunos estudios sugieren que su absorción oral es limitada.

La producción de glutatión tiende a disminuir con la edad. Entre los 20 y 30 años, la producción de glutatión es en promedio de 100%, pero a medida que envejecemos, puede disminuir hasta el 60% o incluso menos. Este declive en la producción de glutatión puede contribuir a una disminución de la capacidad del cuerpo para neutralizar los radicales libres y otros compuestos tóxicos, lo que puede aumentar el riesgo de enfermedades relacionadas con el estrés oxidativo y el envejecimiento. Sin embargo, es importante destacar que la producción de glutatión puede variar dependiendo de cada individuo y de su estilo de vida.

Precursores de glutatión: Los precursores del glutatión son compuestos que se requieren para la síntesis de glutatión en el organismo.

Algunos de los precursores del glutatión son:

Glutamina: La glutamina es un aminoácido no esencial que se encuentra en abundancia en el cuerpo y desempeña un papel crucial en la síntesis de glutatión.

Glicina: La glicina es otro aminoácido que actúa como precursor del glutatión. Es necesario para la formación de la estructura molecular del glutatión.

Cisteína: La cisteína es un aminoácido que contiene azufre y es un componente esencial del glutatión. Es el aminoácido limitante en la síntesis de glutatión y su disponibilidad puede limitar la capacidad del cuerpo para producir glutatión.

N-acetilcisteína (NAC): El N-acetilcisteína es una forma modificada de cisteína que se ha demostrado tener propiedades antioxidantes y apoya directamente la síntesis de glutatión.

NRF2: NRF2 (Nuclear factor erythroid 2-related factor 2) es una proteína que regula la expresión de genes implicados en la respuesta antioxidante y antiinflamatoria del organismo. Es un factor de transcripción que se encuentra en el citoplasma en estado inactivo y se activa en respuesta al estrés oxidativo o a la presencia de agentes tóxicos.

Cuando NRF2 se activa, se transloca al núcleo celular y se une a regiones específicas del ADN llamadas elementos de respuesta antioxidante (ARE, por sus siglas en inglés), lo que lleva a la activación de genes antioxidantes y antiinflamatorios. Estos genes codifican enzimas como la superóxido dismutasa (SOD), catalasa, glutatión peroxidasa, entre otras, que ayudan a neutralizar los radicales libres y proteger las células del daño oxidativo.

La activación de NRF2 también está relacionada con la protección contra el estrés oxidativo, la inflamación, el envejecimiento, y diversas enfermedades como el cáncer, las enfermedades cardíacas, neurodegenerativas y metabólicas.

En resumen, NRF2 es un factor de transcripción que desempeña un papel importante en la respuesta antioxidante y antiinflamatoria del organismo, y su activación puede tener implicaciones terapéuticas en diversas enfermedades.

En las personas de la tercera edad, se ha observado que la actividad del NRF2 tiende a disminuir. Esto puede llevar a una disminución en la capacidad del cuerpo para combatir el estrés oxidativo y la inflamación, lo que a su vez puede contribuir al desarrollo de enfermedades crónicas asociadas con el envejecimiento, como enfermedades cardiovasculares, neurodegenerativas y cáncer.

Sin embargo, se ha demostrado que estimular la actividad del NRF2 a través de diferentes medios, como la dieta, el ejercicio y la suplementación, puede ser beneficioso para las personas de la tercera edad. La activación del NRF2 puede reducir la inflamación, mejorar la salud cardiovascular, proteger las células nerviosas y promover la longevidad.

Es importante tener en cuenta que la estimulación del NRF2 no es un tratamiento para enfermedades específicas, pero puede ser una estrategia preventiva y de apoyo para la salud en general.

Como activar el nrf2.

Sulforafano: El Sulforafano es un compuesto natural que se encuentra en ciertas verduras crucíferas, como el brócoli, la col rizada y las coles de Bruselas. Se ha encontrado que el sulforafano tiene una serie de beneficios para la salud, incluida la capacidad de activar una proteína llamada NRF2.

El sulforafano ha demostrado ser capaz de activar NRF2, lo que puede tener numerosos beneficios para la salud. Algunos estudios han sugerido que la activación de NRF2 por el sulforafano puede tener propiedades anticancerígenas, al ayudar a prevenir la formación y desarrollo de tumores.

Además, se ha encontrado que el sulforafano y la activación de NRF2 tienen potentes propiedades antiinflamatorias. Esto puede ser especialmente beneficioso en enfermedades inflamatorias crónicas como la enfermedad de Parkinson, el Alzheimer y la enfermedad cardíaca.

En resumen, el sulforafano presente en ciertas verduras crucíferas puede activar la proteína NRF2, lo que puede tener una serie de beneficios para la salud, incluida la protección antioxidante, la desintoxicación celular y la reducción de la inflamación.

Métodos para medir la cantidad de radicales libres en el cuerpo.

La medición precisa puede ser compleja y depende de varios factores. Los radicales libres son moléculas inestables y altamente reactivas que pueden desempeñar un papel en el envejecimiento y diversas enfermedades. Algunos métodos para evaluar los radicales libres incluyen:

Pruebas de laboratorio:

Antioxidantes totales: Se pueden medir los niveles de antioxidantes totales en el cuerpo para obtener una indicación indirecta de la presencia de radicales libres. Los antioxidantes neutralizan los radicales libres, por lo que niveles bajos de antioxidantes podrían sugerir un aumento en los radicales libres.

Biomarcadores específicos: Se pueden medir biomarcadores específicos de daño oxidativo, como los productos de peroxidación lipídica o el ácido 8-hidroxideoxiguanosina (8-OHdG) en el ADN.

Resonancia Magnética Nuclear (RMN): Algunas técnicas de RMN pueden utilizarse para estudiar los radicales libres en tejidos específicos, aunque estos métodos son más comúnmente utilizados en la investigación y no tanto en la práctica clínica rutinaria.

Espectroscopía de Resonancia Paramagnética Electrónica (EPR): La EPR es una técnica que se utiliza para detectar especies paramagnéticas, como los radicales libres. Puede proporcionar información sobre la cantidad y la naturaleza de los radicales libres presentes.

Marcadores indirectos:

Medidas de estrés oxidativo: Se pueden medir parámetros relacionados con el estrés oxidativo, como la actividad de enzimas antioxidantes o la presencia de moléculas dañadas por radicales libres.

Es importante tener en cuenta que algunos de estos métodos pueden ser invasivos o requieren equipos especializados, y no todos son rutinariamente utilizados en entornos clínicos convencionales. Además, los niveles de radicales libres pueden variar debido a factores como la dieta, el estilo de vida, la exposición ambiental y las condiciones de salud específicas.

Antes de considerar cualquier tipo de prueba, es aconsejable consultar con un profesional de la salud para determinar la necesidad y la relevancia de las mediciones en función de la situación clínica individual.

12.- CONTROLAR QUE NO SE ACUMULEN LAS CÉLULAS SENESCENTES.

Células senescentes: Las células senescentes son células que han dejado de funcionar correctamente y han perdido su capacidad de dividirse y regenerarse de manera adecuada. Estas células se acumulan con el tiempo en los tejidos y órganos y se cree que contribuyen al envejecimiento y al desarrollo de enfermedades relacionadas con la edad.

Las células senescentes pueden surgir como resultado del daño acumulado en el ADN, el acortamiento de los telómeros (extremos de los cromosomas) o el estrés celular. Aunque las células senescentes no pueden proliferar, se mantienen metabólicamente activas y secretan una variedad de moléculas, como citoquinas y enzimas, en lo que se conoce como el fenotipo secretor de senescencia.

Estas moléculas secretadas por las células senescentes pueden tener efectos perjudiciales en el tejido circundante, causando inflamación crónica y daño tisular. Además, las células senescentes también pueden afectar negativamente a las células vecinas al alterar su comportamiento y función.

Se está investigando activamente el papel de las células senescentes en el envejecimiento y en diversas enfermedades relacionadas con la edad, como el cáncer, las enfermedades cardiovasculares, la enfermedad de Alzheimer y la enfermedad pulmonar obstructiva crónica. Se están explorando enfoques terapéuticos para eliminar o inactivar selectivamente las células senescentes con el fin de mejorar la salud y prolongar la vida.

No es posible saber cuántas células senescentes tenemos en nuestro cuerpo de manera precisa. Las células senescentes son células que han dejado de dividirse y están en un estado de envejecimiento irreversible. Su acumulación en los tejidos se considera un marcador del envejecimiento y puede estar asociada con varias enfermedades relacionadas con la edad.

Sin embargo, no existe un método directo y confiable para contar las células senescentes en un organismo vivo. Algunos métodos han sido propuestos para estimar la cantidad de células senescentes, como la tinción de β-galactosidasa, una enzima que se encuentra elevada en las células senescentes. Sin embargo, estos métodos no son completamente específicos y pueden sobreestimar o subestimar la cantidad de células senescentes presentes. Efectivamente, aun no se puede medir, pero nosotros con la edad que cursamos, de que tenemos células senescentes, las tenemos.

Las células senescentes se alimentan principalmente de glucosa, que es una fuente de energía fundamental para el metabolismo celular. Además de la glucosa, también pueden obtener nutrientes y otros metabolitos a través de la absorción de moléculas presentes en el entorno extracelular. Estos nutrientes son esenciales para mantener la función básica de la célula senescente y permitir su supervivencia.

Aunque aún están en estudios los fármacos para eliminar las células senescentes, el Dr. Luis Barbeito por la ANM (Asociación Nacional de Medicina del Uruguay) da una charla en la que dice entre otras cosas que ya se está haciendo tratamientos para eliminar las células senescentes con fármacos Senoliticos. Ver video en YouTube con el siguiente link. https://www.youtube.com/watch?v=Mq7jhIFOBEk.

Así mismo el Dr. Carlos Jaramillo, explica lo que les pasa a las células cuando se hace un ayuno prolongado de 5 días, y entre otras cosas dice que al 5 día las células se reparan completamente desechando todo lo que no sirve y como no hay glucosa, las células senescentes también se mueren. Ver el video en YouTube en el siguiente link. https://www.youtube.com/watch?v=RzGKLefEmnM.

13. - CONTROLAR QUE NO TENGAMOS INFLAMACIÓN CRÓNICA EN EL CUERPO.

Inflamación crónica: La inflamación crónica es un tipo de respuesta inflamatoria que persiste durante un período prolongado de tiempo, a menudo durante semanas, meses o incluso años. A diferencia de la inflamación aguda, que es una respuesta rápida y temporal del sistema inmunológico a lesiones o infecciones, la inflamación crónica es más persistente y puede estar asociada con diversas condiciones médicas.

En la inflamación crónica, el sistema inmunológico puede no ser capaz de eliminar la causa subyacente de la inflamación, lo que lleva a una respuesta continua y sostenida. Esta respuesta inflamatoria prolongada puede resultar en daño a los tejidos y contribuir al desarrollo de diversas enfermedades crónicas, como enfermedades autoinmunes, enfermedades cardiovasculares, diabetes tipo 2, enfermedades neurodegenerativas y algunos tipos de cáncer.

La inflamación crónica puede estar relacionada con factores como la genética, el estilo de vida, la dieta, el estrés crónico y la exposición a agentes irritantes ambientales. Es importante abordar las causas subyacentes de la inflamación crónica para ayudar a prevenir o tratar las condiciones médicas asociadas

El omega 6 de los aceites vegetales produce inflamación crónica: El desequilibrio en la ingesta de ácidos grasos omega-6 y omega-3 contribuye a la inflamación crónica. Ambos tipos de ácidos grasos son esenciales para el cuerpo, pero es importante mantener un equilibrio adecuado entre ellos. Los aceites vegetales, como el aceite de maíz, soja, girasol y cártamo, son ricos en ácidos grasos omega-6.

En la dieta moderna, la proporción de consumo de omega-6 a omega-3 tiende a estar desequilibrada, con una ingesta excesiva de omega-6 en comparación con omega-3. Esto puede ser problemático porque los ácidos grasos omega-6 pueden dar lugar a la producción de compuestos proinflamatorios en el cuerpo, mientras que los omega-3 tienen propiedades antiinflamatorias.

Un desequilibrio a favor de los omega-6 puede contribuir al desarrollo de la inflamación crónica y estar asociado con diversas enfermedades, como enfermedades cardiovasculares, diabetes tipo 2, artritis reumatoide y otras condiciones inflamatorias crónicas. Se recomienda mantener un equilibrio adecuado entre omega-6 y omega-3 para promover la salud general.

Para lograr un equilibrio, se sugiere aumentar la ingesta de alimentos ricos en ácidos grasos omega-3, como pescados grasos (salmón, atún, sardinas), semillas de chía, nueces y aceite de linaza, mientras que se reduce o se elimina el consumo de aceites vegetales ricos en omega-6.

La curcumina como antiinflamatorio: La curcumina, un compuesto activo presente en la cúrcuma, ha sido objeto de numerosos estudios debido a sus posibles propiedades antiinflamatorias y antioxidantes. Se ha observado que la curcumina tiene la capacidad de modular diversas vías inflamatorias y puede ayudar a reducir la inflamación en el cuerpo.

La inflamación crónica está asociada con diversas enfermedades, y se ha investigado el papel de la curcumina en la prevención o el tratamiento de estas condiciones. La curcumina puede actuar como un agente antiinflamatorio al inhibir la actividad de diversas moléculas proinflamatorias, enzimas y factores de transcripción involucrados en la respuesta inflamatoria.

Algunos estudios sugieren que la combinación de la curcumina con piperina (un componente de la pimienta negra) puede aumentar su biodisponibilidad y mejorar su absorción. Además, existen suplementos de curcumina formulados para mejorar la absorción.

Omega 3 como antiinflamatorio: La dosis de omega-3 para mantener el cuerpo en un estado menos inflamado puede variar según la situación individual y las necesidades de cada persona. La Asociación Americana del Corazón (AHA) y otras organizaciones de salud generalmente recomiendan consumir al menos dos porciones de pescado graso a la semana, lo que proporcionaría una cantidad adecuada de ácidos grasos omega-3.

En términos de suplementos de omega-3, la dosis recomendada también puede variar. La AHA sugiere que las personas con enfermedades cardíacas consuman al menos 1 gramo diario de EPA y DHA combinados, preferiblemente bajo la supervisión de un profesional de la salud. Para aquellos que buscan propiedades antiinflamatorias específicas, algunas investigaciones sugieren dosis más altas, generalmente entre 2 y 4 gramos diarios de EPA y DHA combinados.

14.- CONTROLAR EL PESO DE ACUERDO A NUESTRA ESTATURA.

Determinar el peso ideal con respecto a la estatura no es un proceso único y puede variar según diferentes factores, como la composición corporal, la edad, el género y la salud general de una persona. Una herramienta comúnmente utilizada para evaluar el peso en relación con la estatura es el Índice de Masa Corporal (IMC). El IMC es una fórmula que calcula la relación entre el peso y la estatura.

La fórmula del IMC es:
IMC=   Peso (kg)/Estatura (m)

Los rangos generales del IMC y su interpretación son los siguientes:

Bajo peso: IMC menor a 18.5

Peso normal: IMC entre 18.5 y 24.9

Sobrepeso: IMC entre 25 y 29.9

Obesidad: IMC de 30 o más

15.- HACER EJERCICIO REGULARMENTE.

Hacer ejercicio regularmente significa participar en actividades físicas de manera consistente a lo largo del tiempo, con el objetivo de mantener o mejorar la salud y la forma física. La regularidad en la práctica del ejercicio implica realizar actividades físicas de forma planificada y constante, en lugar de realizar esfuerzos esporádicos.

Algunos puntos clave para entender qué significa hacer ejercicio regularmente incluyen:

Frecuencia: La regularidad implica realizar ejercicio con una frecuencia establecida. Esto puede ser diario, varias veces por semana o según un plan de entrenamiento específico.

La frecuencia puede variar según los objetivos personales y la salud general.

Duración: La duración del ejercicio también es un factor importante. Realizar sesiones de ejercicio de una duración adecuada y sostenible contribuye a los beneficios para la salud. La duración recomendada puede variar según el tipo de ejercicio y los objetivos individuales.

Tipo de ejercicio: Incluir una variedad de actividades físicas en la rutina de ejercicios es esencial. Esto puede incluir ejercicios aeróbicos, de fuerza, flexibilidad y equilibrio. La diversificación ayuda a trabajar diferentes grupos musculares y a mejorar diferentes aspectos de la aptitud física.

Adaptabilidad: La regularidad no implica necesariamente realizar el mismo tipo de ejercicio todo el tiempo. La capacidad de adaptarse y cambiar la rutina de ejercicios es importante para evitar el aburrimiento, prevenir lesiones y desafiar constantemente al cuerpo.

Hacer ejercicio regularmente conlleva numerosos beneficios para la salud, como mejorar la salud cardiovascular, fortalecer los músculos y huesos, controlar el peso, mejorar el estado de ánimo y reducir el riesgo de enfermedades crónicas. Además, mantener una rutina de ejercicio regular puede ser fundamental para establecer y mantener hábitos de vida saludables a largo plazo.

16.- CONTROLAR NUESTRAS EMOCIONES.

Controlar nuestras emociones significa tener la capacidad de gestionar y regular conscientemente nuestras respuestas emocionales ante situaciones diversas. No implica suprimir o reprimir las emociones, sino más bien entenderlas, manejarlas de manera constructiva y tomar decisiones conscientes sobre cómo expresarlas o actuar en consecuencia.

Algunos aspectos clave del control emocional incluyen:

Conciencia emocional: Reconocer y comprender nuestras propias emociones es el primer paso para controlarlas. Esto implica estar consciente de lo que sentimos en un momento dado y comprender las razones detrás de esas emociones.

Regulación emocional: Una vez que somos conscientes de nuestras emociones, el siguiente paso es regularlas. Esto implica la capacidad de manejar las reacciones emocionales de una manera equilibrada y adaptativa. Puede incluir técnicas como la respiración profunda, la reflexión, el cambio de perspectiva o la búsqueda de soluciones prácticas.

Empatía: Entender las emociones de los demás también es una parte crucial del control emocional. Ser capaz de ponerse en el lugar de los demás y comprender sus perspectivas puede influir en cómo respondemos a las situaciones interpersonales.

Expresión adecuada: El control emocional no significa suprimir todas las emociones, sino expresarlas de una manera apropiada y constructiva. Comunicar nuestras emociones de manera efectiva ayuda en la resolución de conflictos y en el establecimiento de relaciones saludables.

Toma de decisiones consciente: Las emociones pueden influir en nuestras decisiones. El control emocional implica la capacidad de tomar decisiones informadas y conscientes, incluso cuando estamos experimentando emociones intensas.

El control emocional es una habilidad importante para el bienestar emocional y mental. Ayuda a evitar respuestas impulsivas o desproporcionadas a situaciones estresantes y contribuye a relaciones interpersonales más saludables. Desarrollar esta habilidad puede llevar tiempo y práctica, pero es fundamental para cultivar una vida emocional equilibrada y satisfactoria.

Es importante destacar que buscar apoyo profesional, como la terapia, puede ser beneficioso para aprender y desarrollar habilidades de control emocional, especialmente en situaciones donde las emociones pueden ser abrumadoras o difíciles de manejar por cuenta propia.

Situaciones que pueden ocurrir sino controlamos nuestras emociones:

Cuando no controlamos nuestras emociones, es posible que nuestras defensas emocionales se vean comprometidas. Esto puede tener varios efectos en diferentes aspectos de nuestra vida. Algunas formas en las que la falta de control emocional puede afectar nuestras defensas incluyen:

Vulnerabilidad emocional: La incapacidad para manejar adecuadamente las emociones puede hacer que nos volvamos más vulnerables emocionalmente. Esto significa que podemos estar más propensos a experimentar el estrés, la ansiedad o la tristeza de manera intensa sin poder gestionar eficazmente esas respuestas emocionales.

Mayor susceptibilidad al estrés: Las emociones descontroladas pueden aumentar la susceptibilidad al estrés. El estrés crónico puede afectar negativamente la salud física y mental, debilitando las defensas naturales del cuerpo.

Interferencia en la toma de decisiones: Las emociones intensas y descontroladas pueden influir negativamente en nuestra capacidad para tomar decisiones racionales y equilibradas. Esto puede llevar a decisiones impulsivas o basadas en emociones momentáneas en lugar de una evaluación reflexiva.

Impacto en las relaciones interpersonales: La falta de control emocional puede afectar las relaciones interpersonales al generar conflictos, malentendidos o respuestas emocionales exageradas. Esto puede debilitar las conexiones sociales y reducir el apoyo emocional que recibimos de los demás.

Salud mental: La persistencia de emociones descontroladas puede contribuir a problemas de salud mental, como la depresión o la ansiedad. La falta de control emocional puede ser un factor de riesgo en el desarrollo de trastornos emocionales.

Es importante destacar que el control emocional no significa reprimir o negar las emociones, sino comprenderlas y manejarlas de manera saludable. Desarrollar habilidades de inteligencia emocional, como la conciencia emocional, la regulación emocional y la empatía, puede fortalecer las defensas emocionales y contribuir a un bienestar emocional más sólido.

17.- CONTROLAR LA EXPULSIÓN DE DESECHOS (EXCREMENTO)

La apariencia y características de las heces pueden proporcionar información sobre la salud digestiva y general del cuerpo. Sin embargo, es importante tener en cuenta que las variaciones en la dieta y otros factores pueden influir en la apariencia de las heces. Aquí hay algunas pautas generales sobre cómo deben ser las heces para indicar un cuerpo saludable:

Color: Las heces normales suelen ser de color marrón debido a la bilirrubina, un pigmento generado por el hígado. Sin embargo, pueden variar en tonalidades de marrón. Cambios en el color pueden indicar problemas, por ejemplo, heces pálidas podrían sugerir problemas con el hígado o la vesícula biliar.

Forma y consistencia: Las heces saludables suelen tener una forma alargada y cilíndrica, similar a un salchichón. La consistencia ideal es firme pero suave. Las heces demasiado duras podrían indicar estreñimiento, mientras que las heces líquidas podrían ser un signo de diarrea.

Olor: Las heces normales tienen un olor característico, pero no deberían ser extremadamente malolientes. Olores fuertes y desagradables podrían indicar problemas en la digestión o la absorción de nutrientes.

Frecuencia: La frecuencia de las evacuaciones intestinales puede variar según la persona, pero en general, se considera normal tener de una a tres evacuaciones al día.

Sangre: La presencia de sangre en las heces puede ser un signo de problemas gastrointestinales, como hemorroides, fisuras anales o problemas más serios como pólipos o cáncer colorrectal.

Es importante señalar que las variaciones ocasionales en las características de las heces pueden ser normales y pueden deberse a factores como cambios en la dieta, medicamentos o estrés. Sin embargo, si hay cambios persistentes en el color, forma, consistencia o frecuencia de las heces, es recomendable consultar a un profesional de la salud para obtener una evaluación más precisa y determinar si hay algún problema subyacente.

18.- NO BEBER ALCOHOL.

El daño causado por el consumo de alcohol varía dependiendo de la cantidad de alcohol consumida, la frecuencia del consumo, la genética, la salud general y otros factores individuales. El alcohol es una sustancia psicoactiva que afecta el sistema nervioso central, y su consumo excesivo o crónico puede tener consecuencias negativas para la salud.

Algunos de los efectos dañinos del consumo de alcohol incluyen:

Daño al hígado: El hígado metaboliza el alcohol, pero el consumo excesivo puede llevar a enfermedades hepáticas como la esteatosis hepática, la hepatitis alcohólica y la cirrosis.

Problemas cardiovasculares: El consumo excesivo de alcohol puede aumentar la presión arterial y el riesgo de enfermedades cardiovasculares, como enfermedades cardíacas y accidentes cerebrovasculares.

Trastornos mentales: El alcohol puede afectar la salud mental, contribuyendo al desarrollo de trastornos como la depresión y la ansiedad. Además, el abuso crónico de alcohol puede aumentar el riesgo de demencia.

Problemas gastrointestinales: El alcohol puede irritar el revestimiento del tracto gastrointestinal, lo que puede dar lugar a problemas como la gastritis y las úlceras.

Lesiones y accidentes: El alcohol afecta la coordinación y el juicio, lo que aumenta el riesgo de accidentes y lesiones. Los accidentes de tráfico relacionados con el alcohol son una preocupación significativa.

Problemas sociales y laborales: El abuso de alcohol puede tener impactos negativos en las relaciones personales, el rendimiento laboral y la estabilidad social.

Adicción: El alcoholismo, o trastorno por consumo de alcohol, es una forma de adicción que puede tener consecuencias graves para la salud física y mental. La dependencia del alcohol puede requerir tratamiento especializado.

Es importante destacar que algunas personas pueden ser más susceptibles a los efectos negativos del alcohol debido a factores genéticos, condiciones de salud preexistentes o medicamentos que estén tomando.

19.- NO FUMAR CIGARRILLOS, NI NINGUNA OTRA DROGA PSICOTRÓPICA.

El consumo de cigarrillos y otras sustancias psicotrópicas puede tener efectos dañinos significativos en la salud física y mental. Cada sustancia tiene su propio conjunto de riesgos y consecuencias. Aquí se destacan algunos de los daños asociados con fumar cigarrillos y el uso de sustancias psicotrópicas:

Fumar cigarrillos:

Enfermedades respiratorias: El tabaquismo está fuertemente relacionado con enfermedades respiratorias como la enfermedad pulmonar obstructiva crónica (EPOC) y el cáncer de pulmón.

Enfermedades cardiovasculares: Fumar aumenta el riesgo de enfermedades cardíacas, accidentes cerebrovasculares y otros problemas cardiovasculares.

Cáncer: Además del cáncer de pulmón, el tabaco está vinculado a varios tipos de cáncer, como el de boca, garganta, esófago y vejiga.

Problemas de salud oral: Fumar puede causar enfermedades de las encías, pérdida de dientes y otros problemas dentales.

Adicción: La nicotina en los cigarrillos es altamente adictiva, lo que hace que sea difícil para las personas dejar de fumar.

Otras sustancias psicotrópicas:

Dependencia y adicción: Muchas sustancias psicotrópicas, como drogas ilegales o medicamentos recetados, pueden ser altamente adictivas y causar dependencia.

Problemas de salud mental: El uso indebido de sustancias psicotrópicas puede contribuir al desarrollo o empeoramiento de trastornos mentales, como la ansiedad, la depresión o la esquizofrenia.

Problemas cognitivos: Algunas sustancias pueden afectar la función cognitiva y la memoria, y su uso a largo plazo puede tener efectos duraderos en la salud cerebral.

Problemas físicos: El uso indebido de sustancias puede causar daño físico, como problemas hepáticos, renales y gastrointestinales, así como daño a otros órganos.

Es importante destacar que los efectos y riesgos específicos pueden variar según la sustancia, la cantidad consumida, la frecuencia del consumo y la salud general de la persona. Además, el consumo de sustancias puede tener impactos negativos en la vida social, laboral y familiar.

20.- HACERSE EXÁMENES CLÍNICOS UNA VEZ AL AÑO NORMALES Y DE AMINOÁCIDOS, VITAMINAS, MINERALES, ZONULINA, MICROBIOTICA Y TUMORALES.

La obligación de hacerse exámenes clínicos anuales no es universal y puede depender de varios factores, como la edad, el estado de salud general, antecedentes médicos, factores de riesgo y las recomendaciones de los profesionales de la salud. En muchos casos, los exámenes médicos periódicos son una parte importante del cuidado preventivo y pueden ayudar a detectar y abordar problemas de salud en una etapa temprana.

Aquí hay algunas consideraciones generales sobre la realización de exámenes clínicos anuales:

Edad y género: Las pautas para exámenes clínicos pueden variar según la edad y el género. Por ejemplo, los chequeos anuales pueden incluir exámenes de detección de cáncer, pruebas de función cardíaca, evaluación de la presión arterial y análisis de laboratorio.

Factores de riesgo: Las personas con factores de riesgo, como antecedentes familiares de enfermedades específicas, condiciones médicas crónicas o hábitos de vida que aumentan el riesgo de ciertas enfermedades, pueden necesitar exámenes más frecuentes.

Recomendaciones médicas: Las recomendaciones específicas para exámenes clínicos anuales deben provenir de profesionales de la salud. Los médicos pueden evaluar la historia médica individual y proporcionar orientación sobre la frecuencia y los tipos de exámenes necesarios.

Cuidado preventivo: Los exámenes clínicos anuales a menudo se centran en la prevención y la detección temprana de enfermedades. Esto puede incluir análisis de sangre, pruebas de detección de cáncer, evaluación de la salud cardíaca y otros exámenes especializados según las necesidades individuales.

Es fundamental tener en cuenta que las recomendaciones para exámenes clínicos pueden cambiar con el tiempo a medida que se acumula más evidencia científica. Por lo tanto, es importante comunicarse regularmente con un profesional de la salud para recibir orientación personalizada sobre las necesidades de atención médica preventiva.

EXAMENES CLINICOS Y SUS VALORES OPTIMOS

EXAMEN	VALOR ÓPTIMO
Colesterol hdl	40 - 60 mg/dl
Colesterol ldl	70 - 130mg/dl
Triglicéridos	menor a 100
Hemograma completo	
Panel metabólico completo	
PCR ultrasensible	menor a 0.1 mg/l
Insulina en ayunas	menor a 5 mu/dl
Hemoglobina glicosilada	menor a 5.3 %
TSH	2 - 3 mui/l

Acido úrico   0.5 - 7.2 mg/dl
Vitamina d3   50 - 70 ng/ml
RBC magnesio en glóbulos rojos   4 - 6.4mg/dL
Homocisteína 4 - 7 umol/l
Eritrosedimentación
Hombres de 50 o más años   menos de 5 nm/h
Mujeres de 50 o más años   menos de 10 nm/h
TESTOSTERONA HOMBRES
Testosterona total   500 - 1070 ng/dl
Testosterona libre   10 - 20 pg/ml
TESTOSTERONA MUJER
Testosterona total
Testosterona libre   15 - 70 ng/dl Estradiol (d.u.t.c.h. test hormonas en orina)
Relación Omega 3 - omega 6   de 4 a 1
Índice aterogénico del plasma   menor a 3
Lipoproteína A   menor a 30 mg/dl
Candidiasis
Tumorales   c/ uno tiene sus valores
Radiografía de Tórax
Eco Abdominal
Eco Pélvico o Vaginal
Endoscopia digestiva
Colonoscopia. (Después de los 50 años es recomendable hacerse este examen)

EXAMENES ESPECIALES

Panel de Metales Pesados
Examen de Aminoácidos, Vitamina Minerales
Examen de Microbiota
Examen Genético para ver Disposición al Alzheimer
Examen de microelisa para la zonulina.

Bien, estos exámenes nos van a indicar como estamos con nuestra salud y los que ya tenemos enfermedades crónicas como diabetes, hipertensión y deficiencia renal, vamos a saber cómo están funcionando nuestros órganos y a cuál hay que darle o ponerle mayor cuidado.

21.- SUPLEMENTOS ALIMENTICIOS DE ACUERDO A LAS DEFICIENCIAS QUE LE SALGAN EN LOS EXÁMENES Y LA EDAD DE LA PERSONA.

La necesidad de suplementos en personas de la tercera edad depende de diversos factores, como la dieta, la salud general, las condiciones médicas y otros factores individuales. En general, es posible que algunas personas mayores encuentren beneficios en la suplementación, pero es importante abordar estas decisiones de manera individualizada.

Aquí hay algunos puntos a considerar:

Nutrientes esenciales: A medida que las personas envejecen, algunas pueden experimentar cambios en la absorción de nutrientes y en sus necesidades nutricionales. Algunos nutrientes esenciales, como la vitamina B12, el calcio, la vitamina D y el hierro, pueden requerir atención especial en la dieta o mediante suplementos.

Algunos factores específicos relacionados con la agricultura que podrían influir en las deficiencias nutricionales en personas de la tercera edad incluyen:

Agotamiento del suelo: Si las tierras de cultivo están agotadas de nutrientes esenciales debido a prácticas agrícolas no sostenibles, los alimentos producidos en esas áreas pueden tener niveles más bajos de nutrientes vitales. Esto puede afectar a personas mayores que dependen de estos alimentos para obtener una dieta equilibrada.

Cambios en las prácticas agrícolas: El uso de pesticidas y herbicidas puede afectar la calidad del suelo y la disponibilidad de nutrientes en los alimentos. Estos productos químicos pueden tener efectos indirectos en la salud de las personas mayores al influir en la composición nutricional de los cultivos.

Selección de variedades de cultivos: Si las variedades de cultivos se seleccionan principalmente por su rendimiento y resistencia a enfermedades en lugar de su contenido nutricional, los alimentos pueden carecer de ciertos nutrientes importantes.

Cambio climático: Los cambios en el clima pueden afectar la calidad y cantidad de los cultivos. Las personas mayores pueden ser más susceptibles a las deficiencias nutricionales si la variabilidad climática afecta negativamente la producción de alimentos nutritivos.

Diversificación de cultivos: Si las tierras de cultivo se centran en un número limitado de cultivos, esto puede contribuir a una dieta menos variada y, por lo tanto, aumentar el riesgo de deficiencias nutricionales en las personas mayores.

Por todas estas razones hay que entender que cuando llegamos a 50 años o más, vamos a necesitar suplementación, y especialmente si mediante los exámenes se demuestra que tenemos deficiencia de algún nutriente, aparte de que como no hemos hecho una alimentación equilibrada antes de tener este conocimiento, algunos ya tenemos enfermedades crónicas como diabetes, hipertensión y otras, por lo que considero que debemos suplementarnos con los siguientes suplementos alimenticios de acuerdo a la necesidad de cada uno.

PRINCIPALES SUPLEMENTOS ALIMENTICIOS QUE DEBEMOS CONSUMIR

ELEMENTO	NECESARIO
Libros	1
Revistas	3
Blocs de notas	1
Carpetas de papel	1
Bolígrafos	3
Lápices	2
Marcador de resaltado	2 colores
Tijeras	1 par

PROCEDIMIENTOS QUE POR EXPERIENCIA PROPIA O DE FAMILIARES Y AMIGOS, NOS HAN PERMITIDO REVERTIR CIERTAS PATOLOGIAS.

Hígado graso.

Yo por el consumo de almidones y carbohidratos refinados, y por el consumo de alcohol, llegue a tener el hígado graso en el nivel 3-3 que es el nivel más alto que se puede medir en esta patología, lo siguiente, es la cirrosis de hígado.

Los niveles que los profesionales de la salud manejan en el hígado graso son:

1. 1-1; 1-2; y 1-3
2. 2-1; 2-2; y 2-3
3. 3-1; 3-2; y 3-3

En este caso podemos tomar químicos como KUFER Q ECV

O tomar Coenzima Q 10 de 100 mg y Silimarina de 400 mg que son más naturales y cambiar los hábitos alimenticios, porque, mientras estaba en tratamiento deje de comer lo siguiente:

- Productos con almidón: Papa, yuca, plátano y arroz blanco
- Productos de trigo, maíz y centeno: Pan, tortas y más
- Lácteos

Al principio si tome por 3 meses o más lo químico (KUFER Q ECV) porque desconocía lo demás, ahora creo que, si somos disciplinados, con la Coenzima q-10, la Silimarina, el cambio de hábitos alimenticios y el ayuno intermitente estoy seguro que se desaparece esta patología, ya que la logre controlar y la tengo en uno 1.

Cálculos en los riñones.

A mí me detectaron cálculo en los riñones de más o menos 6 mm. Y al cabo de 2 meses los logre disolver y eliminar con lo siguiente.

- Citrato de potasio 2000 mg. Una vez al día.

- Jugo de 3 limones Una vez al día.
- Te de Chancapiedra (con 30 gramos de esta hierba hacer un té para que salgan 2 tazas, una tomarla cuando en la mañana, cuando te tomas el potasio y el limón y la otra antes de dormir si haces esto por 2 meses al cabo de esto se rompen los cálculos y los haz eliminado por la orina).

También hay una pastilla química que se llama, ROWATINEX

Cálculos en la vesícula.

Los cálculos en la vesícula no tengo experiencia, porque gracias a Dios no se me han formado.

Para la eliminación de estos cálculos es muy importante el tamaño del mismo, por eso es de gran ayuda hacerse un eco abdominal cada año para que si se están formando estarían pequeñitos que los llaman arenillas en ese caso se puede tomar lo siguiente:

- Diariamente 1 cucharadas de aceite de oliva virgen extra con el jugo de 1 limón por 1 mes o hasta que se hayan eliminado.
- El aceite de oliva hace que trabaje más el hígado y produzca más bilis y el limón hace que se ensanche un poco el conducto biliar.

Cuando el tamaño del cálculo es mayor a 1.5 cm. Los Dres. antes de llevarlo a una operación les dan a los pacientes ACIDO URSODEOXICOLICO, que disuelve los cálculos, aunque conlleva tiempo para ir disolviéndolo poco a poco.

Diabetes tipo 2.

Algunos profesionales de la salud que se denominan médicos funcionales, indican que esta patología no es que se cura, pero si se la puede revertir.

Y para eso utilizan el siguiente procedimiento.

- Hacerse los exámenes necesarios para ver cómo están sus órganos internos.
- Eliminar de su alimentación todo lo que contenga azúcar.
- Eliminar de su dieta todo lo que contenga almidón.
- Eliminar de su dieta todo lo que contenga harina de trigo y soya o lo que contenga gluten.
- Eliminar de su dieta las carnes rojas.
- Eliminar de su dieta los lácteos.
- Determinar cuáles son los alimentos que le agreden y eliminarlos.
- Hacer ayuno intermitente.
- Controlar su peso.

Consumir los suplementos alimenticios indicados para fortalecer el organismo, especialmente los siguientes:

Ácidos Grasos Omega 3: Ayudan a mejorar la sensibilidad a la insulina y reducir la inflamación.

Canela: Algunos estudios sugieren que la canela ayuda a mejorar los niveles de azúcar en la sangre.

Magnesio: Ayuda en el metabolismo de la glucosa y mejora la sensibilidad a la insulina.

Acido Alfa Lipoico: Tiene propiedades antioxidantes y ayuda a reducir los niveles de glucosa en la sangre.

Cromo: Mejora la tolerancia a la glucosa y la sensibilidad a la insulina.

Potasio: El potasio ayuda a controlar la presión arterial, e indirectamente ayuda a las personas con diabetes tipo 2 porque ellas tienen un mayor riesgo de ser hipertensos

Hipertensión.

En esta enfermedad también tengo que decir que no tengo experiencia, por cuanto no me ha dado, pero de acuerdo a ciertos médicos funcionales también es una enfermedad que no se cura, pero se la puede revertir.

Como esta enfermedad hace que el corazón tenga que hacer más presión a la sangre que envía para las demás zonas del cuerpo, muchas veces por este motivo el corazón se ensancha o se hace más grande, por cuanto las paredes del mismo se endurecen.

También es importante saber las condiciones de las arterias si están con ateroesclerosis o no porque algunas veces esto hace que las arterias se tapen y no circule bien la sangre.

Otra cosa que hace la hipertensión es dañar los riñones por eso dependiendo del tiempo que se padece esta enfermedad, es necesario hacerse los exámenes pertinentes para ver cómo están los riñones.

Y para eso utilizan el siguiente procedimiento.

- Hacerse los exámenes necesarios para ver cómo están sus órganos internos. Estos exámenes deben ser indicados por profesionales especialistas, como cardiólogos, nefrólogos y cirujano vascular.
- Eliminar de su alimentación todo lo que contenga azúcar.
- Eliminar de su dieta todo lo que contenga almidón.
- Eliminar de su dieta todo lo que contenga harina de trigo y soya o lo que contenga gluten.

- Eliminar de su dieta las carnes rojas.
- Eliminar de su dieta los lácteos.
- Determinar cuáles son los alimentos que le agreden y eliminarlos
- Hacer ayuno intermitente.
- Controlar su peso.

Consumir los suplementos alimenticios indicados para fortalecer el organismo, especialmente los siguientes:

Omega-3: Los ácidos grasos omega-3 presentes en pescados como el salmón, las sardinas y el atún, así como en suplementos como el aceite de pescado, pueden ayudar a reducir la presión arterial.

Coenzima Q10: Este suplemento puede ayudar a mejorar la función de los vasos sanguíneos y reducir la presión arterial en algunas personas.

Magnesio: El magnesio tiene propiedades relajantes que pueden ayudar a reducir la presión arterial y mejorar la salud cardiovascular.

Vitamina D: La vitamina D puede ayudar a reducir la presión arterial al mejorar la función de los vasos sanguíneos y reducir la inflamación.

Potasio: El potasio ayuda a controlar la presión arterial.

Ajo: El ajo ha sido tradicionalmente utilizado para reducir la presión arterial y puede ser útil en el manejo de la hipertensión

Artrosis.

La artrosis también conocida como OSTEOARTRITIS, es una enfermedad articular degenerativa que afecta tanto al cartílago como al hueso y tejidos blandos de la articulación, puede darse en cadera, rodilla, manos, pies y columna vertebral.

Produce dolor y afecta directamente a la movilidad de la persona que la sufre.

Muchos Drs. indican que esta enfermedad no se puede curar, pero hay Drs. Como el Dr. Alonso Vega de la clínica Betesda y el Dr. Ludwig Johnson y la Bioquímica Ana LaJusticia que dicen que hay estudios en los que indican que, si se puede regenerar la articulación,

Esta enfermedad si la tengo en la columna, en los hombros, en las rodillas y en las manos y la experiencia que tengo es que 3 años antes de la pandemia me la diagnosticaron en la columna y después la tuve en los hombros, estuve por 3 años en tratamiento con un Dr. Traumatólogo del IESS y lo que me recetaba es Ketorolaco para el dolor hasta que me dio de alta diciendo que todo lo que tenía era por la edad y que si no quería seguir con los dolores debía seguir poniéndome las inyecciones de ketorolaco.

Como los dolores se dan más por la inflamación, investigué y llegue a dar con las dosis necesarias del té de cúrcuma con jengibre y pimienta picante y comencé a tomar y al mes o un poco más se me quito el dolor y yo continuo tomando ese te.

Suplementos que indican los Drs. Mencionados que se debe tomar por uno o dos años para regenerar las articulaciones.

Sulfato de glucosamina pura.	2000 mg en 2 tomas diarias.
Colágeno hidrolizado.	Como lo mande a tomar el fabricante.
Condroitina.	Capsulas de 600 mg, 2 veces al día.
Vitamina d3 con k2.	10000 UI de D3 y 100 de K2.
Sílice o silica.	Capsulas de 300 mg 1 diaria.
Boro.	Capsulas de 3 gramos 1 diaria.
MSM.	Capsulas de 3 gramos 1 diaria.
Magnesio.	400 mg. Hay que tomarlo 3 veces al día, porque el cuerpo así lo necesita.

INTESTINO PERMEABLE.

Tratamiento de la permeabilidad intestinal.

Alimentos prohibidos – La siguiente lista contiene alimentos que pueden dañar las bacterias intestinales saludables, así como algunos que se cree que desencadenan síntomas digestivos, como hinchazón, estreñimiento y diarrea y se deben eliminar de su dieta habitual.

Productos a base de trigo:	Pan, pasta, cereales, harina de trigo, cuscús.
Cereales que contienen gluten:	Trigo, cebada, centeno, bulgur, seitán y avena.
Carnes procesadas:	Mortadela, jamón, tocino, hot dogs.
Productos horneados:	Pasteles, muffins, galletas, tartas, pasteles y pizza.
Bocadillos:	Galletas saladas, barras de muesli, palomitas de maíz, pretzels.
Comida basura:	Comidas rápidas, patatas fritas, cereales azucarados, golosinas.
Productos lácteos:	Leche, quesos y yogurt.
Aceites refinados:	Aceites de canola, girasol, soja y cártamo.

Edulcorantes artificiales:	Aspartamo, sucralosa y sacarina.
Salsas:	Aderezos para ensaladas, así como salsa de soja, y teriyaki.
Bebidas:	Alcohol, bebidas carbonatadas y otras bebidas azucaradas.
Alimentos agresores:	Determinar cuáles son los alimentos que le agreden y eliminarlos

La dieta: La dieta que se debería implementar para restaurar la permeabilidad es la dieta cetogénica, esto es proteínas, con vegetales y grasas buenas como aguacates y aceite de oliva.

Acido Butírico: Esto previene la inflamación y la permeabilidad intestinal, que se asocian con enfermedades como el síndrome del intestino irritable, la enfermedad inflamatoria intestinal o el síndrome metabólico. También ayudará a mejorar tu intestino permeable, la cantidad que indique el fabricante.

Glutamina: Es un aminoácido que ayuda a sellar los espacios que hay entre las células epiteliales. La encuentras en los alimentos de origen animal (carne, pescado y huevos) y también en forma de suplementos alimenticios, este aminoácido debemos tomar más o menos 4 o 5 veces al día de 5 gramos cada toma.

Vitamina D3, K2: La obtienes mayoritariamente exponiendo la piel de tu cara y brazos a las radiaciones del sol de 15 a 20 minutos cada día. Los alimentos que son fuentes importantes de vitamina D son el pescado azul, la mantequilla y los huevos, si toma suplementos la cantidad aconsejables es de 5000 UI de vitamina D3 y 100 mcg de vitamina K2.

Zinc: Los huevos y los mariscos, junto con las carnes, son los alimentos que te aportan más zinc, si te quieres suplementar se debe tomar por lo menos 15 mg diarios.

Probióticos: Los probióticos pueden mejorar los síntomas de la permeabilidad intestinal.

Pero hay que tener en cuenta que no todos los probióticos han mostrado ser efectivos y seguros para mejorar la permeabilidad intestinal y es importante que escojas solo los probióticos que cuentan con respaldo científico. Los probióticos que más se han estudiado para mejorar la permeabilidad intestinal son las mezclas de diferentes cepas de Lactobacillus plantarum, Lactobacillus acidophilos LA5, Lactobacillus rhamnosus GG, Bifidobacterium BB12, Bifidobacterium longum y la levadura Saccharomyces boulardii.

Caldo de hueso de res o de pollo: Estos caldos de varias horas de 24 a 72 horas tiene mucha glutamina y colágeno y ayuda a reparar el intestino permeable

Inositol: El inositol es un componente importante de las membranas celulares y se ha implicado en varios procesos biológicos, incluida la salud intestinal. Algunos estudios indican que el inositol podría tener efectos protectores en la mucosa intestinal, lo que mejoraría la integridad de la barrera intestinal, la cantidad a tomar seria de 500 mg.

Aloe Vera: Se ha demostrado que el aloe vera tiene propiedades antiinflamatorias, lo que ayudaría a reducir la inflamación en el revestimiento intestinal asociada con el intestino permeable, tomar a discreción según su gusto, siendo lo mejor una penca diaria.

El gel de aloe vera contiene compuestos que se cree que promueven la cicatrización de heridas y la reparación de tejidos. Esto podría ser beneficioso para ayudar a restaurar la integridad de la barrera intestinal dañada en el caso del intestino permeable.

ASMA.

El asma es una enfermedad crónica de las vías respiratorias caracterizada por la inflamación y estrechamiento de estas vías, lo que dificulta la respiración. En las personas con asma, las vías respiratorias sensibles reaccionan de manera exagerada a ciertos estímulos, como alérgenos, irritantes o infecciones respiratorias.

Alimentos que exacerban el asma, por lo tanto, no se debe consumir.

Alimentos que contengan gluten: Como el trigo, el maíz el centeno la cebada y la avena.

Alimentos que contengan almidón: Como el plátano, la papa y la yuca.

Lácteos: Como la leche, queso y yogurt.

Alimentos agresores: Determinar cuáles son los alimentos que le agreden y eliminarlos

Alimentos procesados: Evitar consumir alimentos como carnes procesadas, enlatados, frutas desecadas o envasados de fruta pues tienen sulfitos, que son unos conservantes que pueden propiciar alergias y por lo tanto ataques de asma.

Eliminar Cerveza y Vino: Cuando se toma cerveza o vino, al tragar se inhala dióxido de azufre (compuesto activo de los sulfitos) el cual puede desencadenar una contracción de las vías respiratorias. Aunque todavía no se conoce cómo funciona claramente el mecanismo, al parecer algunas personas con asma podrían tener una deficiencia parcial de la enzima que descompone el dióxido de azufre.

Evitar comidas abundantes, fritos y cafeína: Al consumir fritos, cafeína o comida copiosa se puede presentar reflujo gástrico o sufrir una contracción de las vías respiratorias para evitar que el ácido ingrese a sus pulmones lo que pueden desencadenar o empeorar los episodios de asma.

Mantener un peso saludable para prevenir el asma: Las personas obesas tienen mayor riesgo de sufrir asma, ya que producen más proteínas inflamatorias (citocinas) y sustancias nocivas para el ADN celular que causan inflamación en las vías respiratorias. Esto conduce a una compresión de los pulmones y una reducción de su volumen para almacenar aire lo que puede generar un colapso de las vías respiratorias, si se observa que además del asma se tiene sobre peso, hay que ver lo que se indica sobre el sobrepeso en esta misma publicación en la pág.

Suplementos que ayudarían a mantener controlado el asma.

Vitamina D: La deficiencia de vitamina D se ha asociado con un mayor riesgo de desarrollar asma y un control deficiente del asma en algunas personas. Algunos estudios sugieren que los suplementos de vitamina D podrían ayudar a mejorar la función pulmonar y reducir la frecuencia de los ataques de asma en personas con deficiencia de vitamina D.

Omega-3: Los ácidos grasos omega-3, que se encuentran en pescados grasos como el salmón y en suplementos de aceite de pescado, tienen propiedades antiinflamatorias que podrían ser beneficiosas para las personas con asma al reducir la inflamación en las vías respiratorias.

Vitamina C: Algunos estudios han sugerido que la vitamina C puede tener efectos beneficiosos en la función pulmonar y la frecuencia de los síntomas de asma, especialmente en personas con asma inducida por el ejercicio o sensibilidad a alérgenos.

Magnesio: Se ha demostrado que el magnesio tiene efectos broncodilatadores y antiinflamatorios, y algunos estudios sugieren que los suplementos de magnesio podrían ayudar a mejorar el control del asma y reducir la gravedad de los síntomas en algunas personas.

Potasio: El potasio es un mineral y electrolito fundamental para el funcionamiento adecuado del cuerpo humano. Juega varios roles importantes en el organismo:

Probióticos: Algunas investigaciones sugieren que los probióticos pueden tener efectos beneficiosos en la salud respiratoria al modular la respuesta inmunitaria y reducir la inflamación.

SOBREPESO U OBESIDAD.

El exceso de glucosa en el cuerpo llega a convertirse en grasa y contribuir al aumento de peso y al desarrollo de sobrepeso u obesidad. Este proceso se conoce como lipogénesis de novo (Conversión de los carbohidratos de la dieta en ácidos grasos).

Cuando consumes más calorías de las que tu cuerpo necesita para la energía inmediata, el exceso de glucosa en la sangre puede ser almacenado en forma de grasa para su uso posterior. La insulina, una hormona producida por el páncreas, juega un papel crucial en este proceso. La insulina ayuda a regular los niveles de azúcar en la sangre al permitir que la glucosa ingrese a las células para ser utilizada como energía. Sin embargo, cuando hay un exceso de glucosa en el torrente sanguíneo, la insulina estimula la conversión de esta glucosa en ácidos grasos y los transporta a las células adiposas (tejido adiposo) para su almacenamiento.

Si este proceso se repite con frecuencia debido al consumo excesivo de calorías y carbohidratos, especialmente aquellos con un índice glucémico alto que pueden provocar picos de glucosa en sangre, el tejido adiposo puede acumularse en el cuerpo, lo que lleva al aumento de peso y eventualmente a la obesidad si no se controla.

Consecuencias de estar con sobrepeso.

La obesidad puede tener una serie de consecuencias adversas para la salud, tanto a corto como a largo plazo. Algunas de las principales consecuencias incluyen:

Hígado graso: Sí, la obesidad puede provocar el desarrollo de hígado graso, una condición médica también conocida como esteatosis hepática.

La candidiasis: Es una infección causada por el crecimiento excesivo del hongo Cándida en el cuerpo, especialmente en áreas cálidas y húmedas como la boca, la garganta, los genitales y la piel. Los factores que pueden aumentar el riesgo de candidiasis incluyen un sistema inmunológico debilitado, el uso de antibióticos, la diabetes y la obesidad.

Enfermedades cardiovasculares: La obesidad está asociada con un mayor riesgo de desarrollar enfermedades cardíacas, como hipertensión arterial (presión arterial alta), enfermedad coronaria, accidente cerebrovascular y enfermedad arterial periférica.

Diabetes tipo 2: La obesidad es uno de los principales factores de riesgo para el desarrollo de diabetes tipo 2. El exceso de grasa corporal puede interferir en la capacidad del cuerpo para utilizar la insulina de manera eficiente, lo que puede llevar a niveles elevados de azúcar en sangre y eventualmente al desarrollo de diabetes tipo 2.

Problemas respiratorios: La obesidad puede causar dificultad para respirar, ronquidos, apnea del sueño y otros problemas respiratorios, que pueden afectar la calidad de vida y aumentar el riesgo de complicaciones respiratorias graves.

Problemas articulares: El exceso de peso puede ejercer una presión adicional sobre las articulaciones, lo que aumenta el riesgo de desarrollar osteoartritis y otros problemas articulares, especialmente en las rodillas, caderas y espalda.

Mayor riesgo de cáncer: La obesidad está asociada con un mayor riesgo de varios tipos de cáncer, incluyendo cáncer de mama, cáncer de colon, cáncer de próstata, cáncer de útero y otros.

EXÁMENES NECESARIOS:

Eco Abdominal: Para saber el grado de hígado graso que se tiene al momento y otras patologías.

Examen de sangre que indique:

PCR ultra sensible: Para ver el grado de inflamación del cuerpo.

TSH, T3 y T4: Para ver el funcionamiento de la tiroides.

Vitamina D: Para ver si se tiene deficiencia de vitamina D.

Insulina en Ayunas: Para ver si tiene resistencia a la insulina.

Test de la Saliva: Para saber del sobrecrecimiento del hongo cándida (Ver pág.), o exámenes clínicos respectivos.

Alimento agresor: Determinar que alimento le está agrediendo, como detectar que un alimento es agresor. (Ver pág.)

Alimentos inflamatorios: Ver pág.

Ayuno intermitente:

Se debe hacer ayuno intermitente, es decir comer 2 veces al día, primera comida a las 10H00 y segunda comida a las 17H00.

Después de las 17H00 solo agua o te de cualquier hierba.

En la primera y segunda comida, un plato de ensalada y proteína ya sea pollo o pescado.

La proteína debe ser la suficiente como para alimentar el tamaño del cuerpo que se quiere tener no el tamaño del cuerpo que se tiene en este momento.

De los 7 días de la semana 4 días se deben comer pescado y 3 días de pollo.

Suplementos alimenticios para ayudar al adelgazamiento.

Magnesio: Interviene en más de 300 procesos del cuerpo humano.

Potasio: Para equilibra con el consumo de sodio (sal), para evitar la hipertensión y la formación de cálculos en los riñones.

Vitamina c: Antioxidante y precursor del colágeno que produce el cuerpo.

Omega 3: Para desinflamar el cuerpo y ayudar al cerebro en sus funciones, ya que el cerebro trabaja mejor con ácidos grasos saludables como el omega 3.

Vitamina d3 y k2: Ayuda a que el calcio que se consume en los alimentos vaya a los huesos y no calcifique las arterias.

Probióticos: Para equilibrar las cantidades de bacterias buenas y hongos que coexisten en el cuerpo.

Vitamina E: Antioxidante para el estrés oxidativo.

Coenzima Q 10: Para equilibrar la cantidad necesaria, ya que después de los 20 años ya el cuerpo no produce la misma cantidad.

Silimarina: Para el hígado graso, conjuntamente con la coenzima Q-10, si así lo determina el eco abdominal, aunque es más que seguro, porque todo obeso tiene el hígado graso.

N-acetilcisteína: Precursor del glutatión, los que saben dicen que el glutatión es el antioxidante en potencia que regula el estrés oxidativo, el glutatión, lo produce el mismo cuerpo, y a partir de los 20 años ya no produce la misma cantidad de glutatión.

te de cúrcuma, jengibre y pimienta picante: Para desinflamar el cuerpo, especialmente las articulaciones.

CONCLUSION.

Los médicos y científicos nos dicen que las células de nuestro cuerpo, están viviendo y muriendo todos los días a cada hora, minutos y segundos y dependiendo de qué órgano se trate, podría decirse que tenemos todo el órgano nuevo en cierta cantidad de días.

Por lo tanto, si a nuestro cuerpo lo alimentamos de la forma correcta y le damos los suplementos de vitaminas y minerales necesarios, las células van a trabajar mejor y todo el organismo va a estar mejor teniendo más energía y mejor calidad de vida.

DESCRIPCION DE CADA UNA DE LAS VITAMINAS Y SU USO.

VITAMINA A: La vitamina A es una vitamina liposoluble esencial para el cuerpo humano. Juega un papel crucial en varias funciones biológicas y es necesaria para el mantenimiento de la visión, la salud de la piel, el sistema inmunológico y el buen funcionamiento de muchos órganos.

Existen dos formas principales de vitamina A que se encuentran en los alimentos:

Vitamina A preformada (retinoides): Se encuentra en alimentos de origen animal y está presente en formas como el retinol. El retinol es la forma activa de vitamina A utilizada directamente por el cuerpo.

Provitamina A (carotenoides): Se encuentra en alimentos de origen vegetal y se presenta en forma de carotenoides, como el betacaroteno. Los carotenoides son convertidos en vitamina A en el cuerpo según sea necesario.

La vitamina A cumple varias funciones esenciales en el organismo:

Visión: La vitamina A es crucial para la función de la retina en el ojo. La falta de vitamina A puede llevar a problemas de visión nocturna y, en casos extremos, a la ceguera nocturna.

Salud de la piel: Contribuye al mantenimiento de la integridad y salud de la piel. La vitamina A es a menudo utilizada en tratamientos tópicos para el acné y otros trastornos de la piel.

Sistema inmunológico: Juega un papel en la función del sistema inmunológico, ayudando a combatir infecciones y enfermedades.

Desarrollo y crecimiento: Es esencial para el crecimiento adecuado y el desarrollo de los tejidos, incluyendo huesos y dientes.

Reproducción: La vitamina A es necesaria para la reproducción y el desarrollo embrionario.

Antioxidante: Algunas formas de vitamina A actúan como antioxidantes, ayudando a neutralizar los radicales libres en el cuerpo.

Las fuentes alimenticias de vitamina A: Incluyen hígado, yema de huevo, productos lácteos, pescado, carne y alimentos vegetales como zanahorias y espinacas que contienen carotenoides.

VITAMINA B1.- También conocida como tiamina, es una vitamina hidrosoluble del complejo B esencial para el funcionamiento adecuado del cuerpo humano. Juega un papel crucial en varias funciones metabólicas y es esencial para el metabolismo de carbohidratos.

Aquí hay algunas funciones importantes de la vitamina B1 y su papel en el cuerpo:

Metabolismo de carbohidratos: La tiamina es esencial para la conversión de carbohidratos en energía utilizable. Participa en la descomposición de la glucosa para generar ATP (trifosfato de adenosina), que es la principal fuente de energía para las células.

Funcionamiento del sistema nervioso: La tiamina es vital para el funcionamiento saludable del sistema nervioso. Juega un papel en la síntesis de neurotransmisores, que son mensajeros químicos que transmiten señales entre las células nerviosas.

Apoyo al corazón: La vitamina B1 es importante para el funcionamiento adecuado del músculo cardíaco. Contribuye a la producción de energía necesaria para el bombeo del corazón y puede tener beneficios para la salud cardiovascular.

Metabolismo de aminoácidos: Participa en la síntesis de aminoácidos, que son los bloques de construcción de las proteínas.

Funciones en el sistema inmunológico: La tiamina también está involucrada en el funcionamiento del sistema inmunológico.

Las fuentes alimenticias ricas en vitamina B1: Incluyen cereales integrales, legumbres, nueces, carnes magras, pescado, huevos y productos lácteos. Las deficiencias de vitamina B1 pueden llevar a una enfermedad conocida como beriberi, que afecta el sistema nervioso y cardiovascular.

Las necesidades diarias de vitamina B1 pueden variar según la edad, el género y la salud en general. La ingesta recomendada de tiamina generalmente se expresa en miligramos (mg) y varía según la edad y el género. Para adultos de 50 años y más se recomienda 50 mg diarios.

VITAMINA B 2. La vitamina B2, también conocida como riboflavina, es una vitamina hidrosoluble del complejo B que desempeña un papel esencial en varias funciones metabólicas en el cuerpo humano. La riboflavina es vital para el metabolismo de los macronutrientes y desempeña funciones importantes en la producción de energía.

Aquí hay algunas funciones clave de la vitamina B2 y su importancia para el organismo:

Producción de energía: La riboflavina es un componente esencial de las coenzimas llamadas flavinas mononucleótido (FMN) y flavina adenina dinucleótido (FAD). Estas coenzimas participan en procesos metabólicos que convierten los alimentos en energía utilizable, especialmente en la cadena de transporte de electrones en la mitocondria.

Metabolismo de grasas, proteínas y carbohidratos: La vitamina B2 es necesaria para el metabolismo adecuado de los macronutrientes, incluyendo grasas, proteínas y carbohidratos. Ayuda a descomponer estos nutrientes para su uso como fuente de energía.

Funciones antioxidantes: La riboflavina tiene propiedades antioxidantes que ayudan a neutralizar los radicales libres en el cuerpo. Los radicales libres pueden causar daño celular y contribuir al envejecimiento y diversas enfermedades.

Salud de la piel y visión: La riboflavina es importante para mantener la salud de la piel, los ojos y las membranas mucosas. Puede desempeñar un papel en la prevención y tratamiento de problemas cutáneos y oculares.

Producción de glóbulos rojos: Participa en la síntesis de glóbulos rojos y ayuda en la utilización del hierro en el cuerpo.

Las fuentes alimenticias ricas en vitamina B2: Incluyen carnes magras, pescado, huevos, vegetales de hojas verdes, y frutas. La riboflavina es sensible a la luz, por lo que los alimentos ricos en esta vitamina deben almacenarse y prepararse adecuadamente para preservar su contenido.

Las necesidades diarias de riboflavina pueden variar según la edad, el género y la salud en general. La ingesta diaria recomendada de riboflavina para adultos de 50 años o más, es de 50 mg.

VITAMINA B3.- La vitamina B3, también conocida como niacina, es una vitamina hidrosoluble del complejo B que desempeña un papel crucial en varias funciones metabólicas del cuerpo humano. La niacina se presenta en dos formas principales: ácido nicotínico y niacinamida, ambas de las cuales tienen funciones similares en el organismo.

Aquí están algunas funciones clave de la vitamina B3 y su importancia para el cuerpo:

Metabolismo energético: La niacina es esencial para el metabolismo de carbohidratos, grasas y proteínas. Ayuda en la conversión de estos nutrientes en energía utilizable para el cuerpo.

Síntesis de coenzimas: La niacina es un componente importante de dos coenzimas esenciales: el dinucleótido de nicotinamida y adenina (NAD) y el fosfato de nicotinamida y adenina (NADP). Estas coenzimas participan en numerosas reacciones metabólicas, incluyendo la transferencia de electrones en la producción de energía.

Función antioxidante: La niacina, a través de sus coenzimas NAD y NADP, actúa como antioxidante, ayudando a proteger las células del daño causado por los radicales libres.

Síntesis de ácidos grasos: Juega un papel en la síntesis de ácidos grasos, que son componentes esenciales de las membranas celulares y se utilizan como fuentes de energía almacenada.

Salud de la piel: La niacina puede mejorar la salud de la piel y se utiliza a veces en tratamientos para afecciones cutáneas como la dermatitis y el acné.

Regulación del colesterol: La niacina ha demostrado tener efectos beneficiosos en los niveles de colesterol, aumentando los niveles de lipoproteínas de alta densidad (HDL o "colesterol bueno") y reduciendo los niveles de lipoproteínas de baja densidad (LDL o "colesterol malo").

Función del sistema nervioso: Participa en el mantenimiento de la salud del sistema nervioso.

Las fuentes alimenticias ricas en niacina: Incluyen carne magra, pescado, aves, huevos y vegetales de hojas verdes.

Las necesidades diarias de niacina varían según la edad, el género y la salud en general. La ingesta diaria recomendada de niacina para adultos de 50 años o más, es de 50 mg.

VITAMINA B5.- También conocida como ácido Pantoténico, es una vitamina hidrosoluble del complejo B que desempeña un papel esencial en diversas funciones metabólicas del cuerpo humano. El ácido Pantoténico se encuentra en prácticamente todos los alimentos y es vital para la síntesis y metabolismo de los nutrientes.

Aquí están algunas funciones clave de la vitamina B5 y su importancia para el organismo:

Metabolismo de carbohidratos, grasas y proteínas: El ácido Pantoténico es un componente crítico de la coenzima A (CoA), que participa en numerosas reacciones metabólicas. CoA es esencial para el metabolismo de carbohidratos, grasas y proteínas, convirtiendo estos nutrientes en energía utilizable por el cuerpo.

Síntesis de lípidos: Contribuye a la síntesis de ácidos grasos, que son componentes esenciales de las membranas celulares y se utilizan como fuente de energía almacenada.

Síntesis de hormonas y neurotransmisores: Participa en la síntesis de ciertas hormonas y neurotransmisores.

Desintoxicación: CoA, derivada de la vitamina B5, es necesaria para la desintoxicación de sustancias en el hígado.

Cicatrización de heridas: Juega un papel en la formación y cicatrización de tejidos, ayudando en la regeneración celular.

Función adrenal: Es esencial para la función adecuada de las glándulas suprarrenales, que producen hormonas importantes, como las hormonas del estrés.

Las fuentes alimenticias ricas en vitamina B5: incluyen carne magra, pollo, pescado, huevo y aguacate.

La deficiencia de vitamina B5 es poco común, ya que la vitamina se encuentra en una variedad de alimentos. Sin embargo, puede ocurrir en casos de desnutrición severa o en personas con problemas de absorción de nutrientes. Los síntomas de deficiencia pueden incluir fatiga, insomnio, irritabilidad y trastornos gastrointestinales.

La vitamina B5 es sensible al procesamiento de alimentos, y las pérdidas durante la cocción y el procesamiento pueden ocurrir. Sin embargo, dado que la vitamina B5 está presente en una amplia gama de alimentos, la mayoría de las personas obtienen suficiente a través de una dieta equilibrada.

Las necesidades diarias de vitamina B5 pueden variar según la edad, el género y la salud en general. La ingesta diaria recomendada de ácido Pantoténico para adultos suele ser 50 mg.

VITAMINA B6.- También conocida como Piridoxina, es una vitamina hidrosoluble del complejo B esencial para el funcionamiento adecuado del cuerpo humano. Desempeña un papel clave en varias funciones metabólicas y es esencial para el desarrollo y mantenimiento de la salud.

Aquí hay algunas funciones clave de la vitamina B6 y su importancia para el organismo:

Metabolismo de aminoácidos: La vitamina B6 es esencial para el metabolismo de los aminoácidos, que son los bloques de construcción de las proteínas. Participa en la conversión de un aminoácido en otro y facilita la síntesis y degradación de proteínas.

Síntesis de neurotransmisores: La Piridoxina es necesaria para la síntesis de neurotransmisores, como la serotonina, la dopamina y la norepinefrina. Estos neurotransmisores desempeñan un papel crucial en la transmisión de señales en el sistema nervioso.

Función inmunológica: La vitamina B6 es importante para el funcionamiento adecuado del sistema inmunológico, ayudando en la producción de células inmunológicas.

Hemoglobina y metabolismo del hierro: Contribuye al metabolismo del hierro y ayuda en la formación de hemoglobina, la proteína que transporta el oxígeno en los glóbulos rojos.

Regulación hormonal: Participa en la regulación hormonal y en la síntesis de ciertas hormonas, incluyendo aquellas relacionadas con el estrés.

Desarrollo cerebral: Es esencial para el desarrollo cerebral durante el embarazo y la infancia.

Las fuentes alimenticias ricas en vitamina B6: Incluyen carne magra, pescado, aves, plátanos y aguacates.

La deficiencia de vitamina B6 es poco común, pero puede ocurrir en personas con una ingesta dietética insuficiente o en aquellos con problemas de absorción de nutrientes. Los síntomas de deficiencia pueden incluir anemia, problemas neurológicos, irritabilidad y confusión.

Las necesidades diarias de vitamina B6 pueden variar según la edad, el género y la salud en general. La ingesta diaria recomendada de Piridoxina para adultos suele ser de aproximadamente 50 mg.

Es importante obtener suficiente vitamina B6 a través de una dieta equilibrada. En algunos casos, los suplementos de vitamina B6 pueden ser recomendados bajo la supervisión de un profesional de la salud, especialmente en situaciones como el embarazo o condiciones médicas específicas. Sin embargo, es fundamental no exceder las dosis recomendadas, ya que un exceso de esta vitamina puede causar efectos secundarios adversos.

VITAMINA B7: También conocida como biotina o vitamina H, es una vitamina hidrosoluble del complejo B que desempeña un papel importante en el metabolismo de los carbohidratos, grasas y proteínas. La biotina es esencial para el cuerpo humano y tiene varias funciones vitales.

Aquí están algunas funciones clave de la vitamina B7 y su importancia para el organismo:

Metabolismo energético: La biotina es un cofactor esencial para varias enzimas involucradas en el metabolismo de los macronutrientes. Ayuda en la conversión de carbohidratos, grasas y proteínas en energía utilizable por el cuerpo.

Síntesis de ácidos grasos: Contribuye a la síntesis de ácidos grasos, que son componentes esenciales de las membranas celulares y se utilizan como fuente de energía almacenada.

Regulación del azúcar en la sangre: La biotina puede desempeñar un papel en la regulación de los niveles de glucosa en la sangre al participar en la síntesis de glucosa y mejorar la sensibilidad a la insulina.

Salud de la piel, cabello y uñas: La biotina es conocida por sus beneficios para la salud de la piel, el cabello y las uñas. Se utiliza a veces en suplementos y productos de cuidado personal para mejorar la calidad de estos tejidos.

Desarrollo embrionario: La biotina es esencial para el desarrollo normal del embrión durante el embarazo.

Mantenimiento de la función del sistema nervioso: Contribuye al mantenimiento de la salud del sistema nervioso y ayuda en la síntesis de neurotransmisores.

Las fuentes alimenticias ricas en biotina: Incluyen hígado, yema de huevo, pescado, nueces, semillas, aguacate, coliflor.

La deficiencia de biotina es rara, ya que la vitamina se encuentra en una variedad de alimentos y también es producida por las bacterias en el intestino. Sin embargo, en casos de deficiencia, se pueden experimentar síntomas como erupciones cutáneas, pérdida de cabello, conjuntivitis y problemas neurológicos.

Las necesidades diarias de biotina pueden variar según la edad, el género y la salud en general. La ingesta diaria recomendada de biotina para adultos suele ser de aproximadamente 900 microgramos.

La biotina se encuentra comúnmente en suplementos vitamínicos y es a menudo un componente de complejos vitamínicos del grupo B. Si bien la deficiencia de biotina es rara, los suplementos a menudo se usan para abordar problemas específicos de salud o mejorar la apariencia de la piel, cabello y uñas.

VITAMINA B9.- Se conoce comúnmente como ácido fólico o folato. Es una vitamina hidrosoluble del complejo B que juega un papel crucial en varias funciones biológicas en el cuerpo humano. El ácido fólico es esencial para el crecimiento celular, la síntesis de ADN, la formación de glóbulos rojos y otras funciones metabólicas.

Aquí están algunas funciones clave de la vitamina B9 y su importancia para el organismo:

Síntesis de ADN y división celular: El ácido fólico es esencial para la síntesis y reparación del ADN, que es fundamental para la división celular y el crecimiento. Esto es especialmente importante durante períodos de rápido crecimiento, como el desarrollo fetal y la infancia.

Formación de glóbulos rojos: Contribuye a la formación de glóbulos rojos y previene la anemia megaloblástica, una condición en la cual los glóbulos rojos son grandes y no se desarrollan adecuadamente.

Desarrollo fetal: Durante el embarazo, el ácido fólico es crucial para prevenir defectos del tubo neural en el feto. Se recomienda a las mujeres embarazadas o que estén planeando quedar embarazadas que tomen suplementos de ácido fólico para reducir el riesgo de defectos del tubo neural.

Función cerebral: Existe evidencia que sugiere que el ácido fólico desempeña un papel en la salud mental y en la prevención de trastornos neurodegenerativos, aunque la investigación en este campo está en curso.

Metabolismo de aminoácidos: Participa en el metabolismo de los aminoácidos, los bloques de construcción de las proteínas.

Las fuentes alimenticias ricas en ácido fólico: Incluyen vegetales de hojas verdes (espinacas, acelgas, brócoli), legumbres, frutas cítricas, hígado, nueces y productos fortificados como cereales y pan.

La deficiencia de ácido fólico puede llevar a problemas de salud, incluyendo anemia megaloblástica y, durante el embarazo, aumenta el riesgo de defectos del tubo neural en el feto.

Las necesidades diarias de ácido fólico pueden variar según la edad, el género y la salud en general. La ingesta diaria recomendada de ácido fólico para adultos suele ser de aproximadamente 800 microgramos, pero durante el embarazo o en ciertos casos médicos, las recomendaciones pueden ser diferentes.

Es común que las mujeres embarazadas o que planean quedar embarazadas tomen suplementos de ácido fólico, y en algunos países, los alimentos están fortificados con esta vitamina para prevenir deficiencias.

VITAMINA B12: también conocida como cobalamina, es una vitamina hidrosoluble del complejo B esencial para diversas funciones en el cuerpo humano. La B12 es única entre las vitaminas del complejo B porque contiene cobalto en su estructura, y es crucial para varios procesos biológicos.

Aquí están algunas funciones clave de la vitamina B12 y su importancia para el organismo:

Síntesis de ADN: La vitamina B12 es esencial para la síntesis de ADN, que es fundamental para el crecimiento y la reproducción celular. Juega un papel clave en la formación de nuevas células y la renovación de tejidos.

Formación de glóbulos rojos: La B12 es necesaria para la formación normal de glóbulos rojos en la médula ósea. Ayuda a prevenir la anemia megaloblástica, una condición en la cual los glóbulos rojos son grandes y no se desarrollan adecuadamente.

Funcionamiento del sistema nervioso: La vitamina B12 es esencial para el mantenimiento del sistema nervioso. Participa en la formación de la mielina, una sustancia que aísla y protege los nervios, facilitando la transmisión de los impulsos nerviosos.

Metabolismo de ácidos grasos: La B12 participa en el metabolismo de ácidos grasos y es crucial para la obtención de energía a partir de ciertos ácidos grasos.

Metabolismo de aminoácidos: Contribuye al metabolismo adecuado de ciertos aminoácidos, los bloques de construcción de las proteínas.

Absorción de hierro: La B12 juega un papel indirecto en la absorción de hierro al facilitar la liberación de hierro de los alimentos.

Las fuentes alimenticias ricas en vitamina B12: Incluyen carne, pescado y huevos. Las cantidades significativas de B12 se encuentran principalmente en alimentos de origen animal, por lo que las personas que siguen dietas vegetarianas o veganas pueden necesitar suplementos o alimentos fortificados para satisfacer sus necesidades de B12.

La deficiencia de vitamina B12 puede llevar a problemas de salud, como anemia megaloblástica y problemas neurológicos. La absorción de B12 es un proceso complejo que involucra la producción de una proteína llamada factor intrínseco en el estómago, por lo que ciertas condiciones médicas o problemas digestivos pueden afectar la absorción de esta vitamina.

Las necesidades diarias de vitamina B12 pueden variar según la edad, el género y la salud en general. La ingesta diaria recomendada para adultos suele ser de aproximadamente 1000 microgramos.

Es importante asegurarse de obtener suficiente vitamina B12 a través de la dieta o, en casos específicos, mediante suplementos.

VITAMINA C: También conocida como ácido ascórbico, es una vitamina hidrosoluble esencial para el funcionamiento adecuado del cuerpo humano. Esta vitamina desempeña una variedad de funciones clave y es crucial para mantener la salud y el bienestar. A continuación, se describen algunas de las funciones principales de la vitamina C y su importancia:

Antioxidante: La vitamina C actúa como un antioxidante, ayudando a proteger las células del daño causado por los radicales libres. Los radicales libres son moléculas inestables que pueden dañar las células y contribuir al envejecimiento y a diversas enfermedades crónicas.

Síntesis de colágeno: La vitamina C es esencial para la síntesis de colágeno, una proteína estructural clave en la piel, huesos, cartílagos y vasos sanguíneos. El colágeno es crucial para la salud de la piel, la cicatrización de heridas y la estructura de tejidos conectivos.

Absorción de hierro: Ayuda en la absorción de hierro no hemo de fuentes vegetales en el intestino delgado, mejorando así la disponibilidad de hierro para el cuerpo. Esto es especialmente importante para personas que siguen dietas vegetarianas o veganas.

Sistema inmunológico: La vitamina C es conocida por su papel en el fortalecimiento del sistema inmunológico. Ayuda a estimular la producción y función de células inmunológicas, como los glóbulos blancos.

Función antioxidante en otros antioxidantes: La vitamina C puede regenerar otros antioxidantes, como la vitamina E, aumentando su efectividad en la neutralización de radicales libres.

Protección contra enfermedades cardiovasculares: Se ha sugerido que la vitamina C podría tener efectos beneficiosos en la salud cardiovascular al ayudar a mantener la salud de los vasos sanguíneos y reducir el riesgo de enfermedades cardíacas.

Propiedades antiinflamatorias: La vitamina C puede tener propiedades antiinflamatorias, contribuyendo a reducir la inflamación en el cuerpo.

Las fuentes alimenticias ricas en vitamina C: Incluyen frutas cítricas (naranjas, toronjas), fresas, kiwis, papayas, mangos, pimientos, brócoli y espinacas.

La deficiencia de vitamina C puede llevar a una enfermedad conocida como escorbuto, que se caracteriza por fatiga, debilidad, inflamación de las encías y piel áspera. Aunque el escorbuto es raro en la actualidad, es fundamental obtener suficiente vitamina C a través de una dieta equilibrada.

La ingesta diaria recomendada de vitamina C para adultos varía, pero generalmente se sitúa alrededor de 6000 mg para adultos de la tercera edad. Las necesidades pueden aumentar en ciertas situaciones, como durante el embarazo o la lactancia, o en presencia de enfermedades que aumentan la demanda de vitamina C.

VITAMINA D: Es una vitamina liposoluble que desempeña un papel esencial en el cuerpo humano. Existen dos formas principales de vitamina D: la vitamina D2 (ergocalciferol) y la vitamina D3 (colecalciferol). La vitamina D se distingue de otras vitaminas porque el cuerpo humano puede sintetizarla en la piel cuando esta se expone a la luz solar.

Aquí se describen algunas de las funciones clave de la vitamina D y su importancia para el organismo:

Metabolismo del calcio y fósforo: La vitamina D es fundamental para la absorción adecuada de calcio y fósforo en el intestino delgado. Estos minerales son esenciales para la formación y mantenimiento de huesos y dientes fuertes.

Regulación del calcio en los huesos: La vitamina D juega un papel crucial en la regulación del equilibrio del calcio en los huesos, ayudando a mantener su densidad y fortaleza.

Función inmunológica: La vitamina D tiene un papel en el sistema inmunológico, y su deficiencia se ha asociado con un mayor riesgo de infecciones y enfermedades autoinmunes.

Regulación de la presión arterial: Algunos estudios sugieren que la vitamina D puede estar involucrada en la regulación de la presión arterial y la salud cardiovascular.

Función muscular: La vitamina D es importante para la función muscular normal, y su deficiencia puede contribuir a debilidad muscular y dolor.

Salud ósea: La vitamina D es crucial para la prevención del raquitismo en niños y la osteomalacia en adultos, enfermedades caracterizadas por debilidad y deformidades óseas.

Prevención de enfermedades crónicas: Algunas investigaciones sugieren que la vitamina D puede desempeñar un papel en la prevención de enfermedades crónicas como diabetes tipo 2, enfermedades cardiovasculares y ciertos tipos de cáncer.

Las fuentes alimenticias de vitamina D: Incluyen pescado graso (como salmón y atún), hígado y yema de huevo. Sin embargo, la exposición a la luz solar es una fuente clave de vitamina D, ya que los rayos ultravioleta B pueden activar la síntesis de vitamina D en la piel.

La deficiencia de vitamina D es común en personas que tienen una exposición limitada al sol, como aquellas que viven en latitudes altas, pasan mucho tiempo en interiores o tienen piel oscura. Los síntomas de deficiencia pueden incluir debilidad muscular, dolor óseo, y en casos más graves, enfermedades como el raquitismo en niños.

Las necesidades diarias de vitamina D pueden variar según la edad, la ubicación geográfica, la exposición solar y otros factores. La ingesta diaria recomendada suele ser de alrededor de 5000 UI (unidades internacionales) para adultos, pero puede variar según las recomendaciones locales de salud.

Es importante equilibrar la exposición solar con las precauciones necesarias para prevenir el daño cutáneo. En algunos casos, los suplementos de vitamina D pueden ser recomendados por un profesional de la salud, especialmente en situaciones de deficiencia o riesgo elevado.

VITAMINA E: Es una vitamina liposoluble que actúa como antioxidante en el cuerpo humano. Existen varios compuestos relacionados con la vitamina E, siendo los más conocidos el alfa-tocoferol, el beta-tocoferol, el gamma-tocoferol y el delta-tocoferol. La vitamina E desempeña un papel crucial en la protección de las células contra el daño oxidativo.

Aquí se describen algunas de las funciones clave de la vitamina E y su importancia para el organismo:

Antioxidante: La principal función de la vitamina E es actuar como antioxidante, ayudando a proteger las células del daño causado por los radicales libres. Los radicales libres son moléculas inestables que pueden dañar las células y contribuir al envejecimiento y a diversas enfermedades crónicas.

Protección de lípidos en las membranas celulares: La vitamina E ayuda a proteger los lípidos (grasas) en las membranas celulares del daño oxidativo. Esto es especialmente importante para mantener la integridad estructural de las células.

Sistema inmunológico: Se cree que la vitamina E tiene un papel en la función del sistema inmunológico, ayudando a defender al cuerpo contra infecciones y enfermedades.

Apoyo a la salud cardiovascular: Algunas investigaciones sugieren que la vitamina E puede desempeñar un papel en la salud cardiovascular al ayudar a prevenir la oxidación del colesterol LDL ("colesterol malo") y mejorar la función de los vasos sanguíneos.

Salud de la piel: La vitamina E se encuentra comúnmente en productos de cuidado de la piel debido a sus propiedades antioxidantes y su capacidad para ayudar a mantener la salud de la piel.

Antiinflamatorio: La vitamina E puede tener propiedades antiinflamatorias, contribuyendo a reducir la inflamación en el cuerpo.

Las fuentes alimenticias ricas en vitamina E: Incluyen aceites vegetales (como el aceite de germen de trigo, aceite de oliva), frutos secos, semillas, vegetales de hojas verdes (espinacas, acelgas) ...

La deficiencia de vitamina E es poco común y generalmente está asociada con problemas de absorción de grasa. Los síntomas de deficiencia pueden incluir debilidad muscular, problemas de visión y deterioro de la función cognitiva.

Las necesidades diarias de vitamina E pueden variar según la edad, el género y la salud en general. La ingesta diaria recomendada de vitamina E para adultos suele ser de aproximadamente 400 UI.

VITAMINA K: Es una vitamina liposoluble esencial para diversas funciones en el cuerpo humano. Hay dos formas principales de vitamina K: la vitamina K1 (fitonadiona), que se encuentra en alimentos vegetales, especialmente en vegetales de hojas verdes; y la vitamina K2 (menaquinona), que se encuentra en alimentos de origen animal y en algunos alimentos fermentados.

Aquí se describen algunas de las funciones clave de la vitamina K y su importancia para el organismo:

Coagulación sanguínea: La vitamina K es esencial para la coagulación normal de la sangre. Participa en la síntesis de proteínas de coagulación, incluyendo la protrombina y otros factores de coagulación. Estas proteínas son necesarias para la formación de coágulos sanguíneos y la prevención de hemorragias.

Salud ósea: La vitamina K también desempeña un papel en el metabolismo del calcio y ayuda a regular el equilibrio del calcio en los huesos. Contribuye a la mineralización ósea y la prevención de la pérdida ósea.

Regulación del metabolismo óseo: La vitamina K2, en particular, se ha asociado con la regulación del metabolismo óseo, ayudando a dirigir el calcio hacia los huesos y alejándolo de los tejidos blandos y las arterias.

Salud cardiovascular: Algunas investigaciones sugieren que la vitamina K puede tener efectos beneficiosos en la salud cardiovascular al ayudar a prevenir la calcificación de las arterias.

Regulación de la inflamación: Se ha sugerido que la vitamina K puede tener propiedades antiinflamatorias y ayudar a regular respuestas inflamatorias en el cuerpo.

Las fuentes alimenticias ricas en vitamina K: Incluyen vegetales de hojas verdes (espinacas, col rizada, acelgas), brócoli y col. La vitamina K2 se encuentra en alimentos fermentados, carnes y en algunos alimentos de origen animal.

La deficiencia de vitamina K es rara en adultos sanos, pero puede ocurrir en recién nacidos, personas con problemas de absorción de grasa, o aquellos que toman ciertos medicamentos que interfieren con la absorción de la vitamina.

Las necesidades diarias de vitamina K pueden variar según la edad, el género y la salud en general. La ingesta diaria recomendada de vitamina K para adultos suele ser de aproximadamente 100 microgramos.

Es importante obtener suficiente vitamina K a través de una dieta equilibrada para mantener la salud ósea y la coagulación sanguínea adecuada. Si bien la deficiencia es rara, en algunos casos puede ser necesario el uso de suplementos.

MINERALES

MAGNESIO: Es un mineral esencial que desempeña numerosos roles cruciales en el cuerpo humano. Es un catión esencial en la biología, lo que significa que tiene una carga positiva y es necesario para diversas funciones biológicas.

Aquí se describen algunas de las funciones clave del magnesio y su importancia para el organismo:

Formación de huesos y dientes: El magnesio trabaja en conjunto con otros minerales, como el calcio y el fósforo, para ayudar en la formación y mantenimiento de huesos y dientes saludables.

Contracción muscular: Es esencial para la contracción y relajación muscular. Juega un papel crucial en la función de la bomba de sodio-potasio, que regula el equilibrio de minerales en las células y permite que los músculos se contraigan y se relajen adecuadamente.

Transmisión nerviosa: Participa en la transmisión de señales nerviosas, ayudando a regular la actividad eléctrica en el sistema nervioso.

Producción de energía: Forma parte de muchas enzimas involucradas en la producción y transferencia de energía en el cuerpo. Es un cofactor esencial para la síntesis de ATP, la principal fuente de energía celular.

Regulación del ritmo cardíaco: Contribuye al mantenimiento de la salud cardiovascular, regulando el ritmo cardíaco y la función muscular del corazón.

Control de la glucosa en sangre: Ayuda a regular los niveles de glucosa en sangre y la sensibilidad a la insulina.

Síntesis de proteínas y ácidos nucleicos: Participa en la síntesis de proteínas y ácidos nucleicos (como el ADN y el ARN), procesos esenciales para el crecimiento y la reparación celular.

Relajación y alivio del estrés: El magnesio también se ha asociado con la relajación muscular general y puede tener efectos beneficiosos en la reducción del estrés y la ansiedad.

Las fuentes alimenticias ricas en magnesio: Incluyen nueces, semillas, granos enteros, vegetales de hojas verdes, legumbres, pescado y productos lácteos. Además de obtener magnesio a través de la dieta, el cuerpo también puede absorberlo a través de la piel, por lo que los baños de sales de magnesio a veces se utilizan para aumentar los niveles de este mineral.

La deficiencia de magnesio es relativamente común y puede estar asociada con síntomas como debilidad muscular, calambres, fatiga y trastornos del ritmo cardíaco. Sin embargo, el exceso de magnesio también puede tener efectos adversos, por lo que es importante mantener un equilibrio adecuado.

Las necesidades diarias de magnesio pueden variar según la edad, el género y la salud en general. La ingesta diaria recomendada de magnesio para adultos suele ser de aproximadamente 400 mg.

POTASIO: Es un mineral y electrolito esencial que desempeña varias funciones críticas en el cuerpo humano. Aquí se describen algunas de las funciones clave del potasio y su importancia para el organismo:

Equilibrio de líquidos y electrolitos: El potasio trabaja en conjunto con el sodio para mantener el equilibrio de líquidos dentro y fuera de las células. Este equilibrio es esencial para la función celular y la regulación de la presión arterial.

Contracción muscular: El potasio es crucial para la función muscular, especialmente en lo que respecta a la contracción muscular. Juega un papel en la transmisión de los impulsos nerviosos que provocan la contracción de los músculos.

Función cardíaca: Contribuye al ritmo cardíaco normal y a la función cardíaca saludable. El potasio es esencial para la generación y conducción de impulsos eléctricos en el corazón.

Regulación de la presión arterial: Al influir en la cantidad de agua en el cuerpo y en la dilatación y constricción de los vasos sanguíneos, el potasio desempeña un papel clave en la regulación de la presión arterial.

Equilibrio ácido-base: Ayuda a mantener el equilibrio ácido-base en el cuerpo, lo que es esencial para la salud general y la función celular.

Metabolismo de carbohidratos y proteínas: Participa en el metabolismo de carbohidratos y proteínas, contribuyendo a la obtención de energía a partir de estos macronutrientes.

Las fuentes alimenticias ricas en potasio: Incluyen frutas (plátanos, naranjas, melones), verduras (especialmente espinacas y patatas), legumbres, pescado, carne magra, productos lácteos y frutos secos.

La deficiencia de potasio es rara en personas sanas que siguen una dieta equilibrada, pero puede ocurrir en casos de desequilibrios significativos en la dieta o debido a ciertos trastornos médicos. Los síntomas de deficiencia pueden incluir debilidad muscular, fatiga, calambres y problemas cardíacos.

El exceso de potasio, conocido como hiperpotasemia, también puede ser peligroso y está asociado con trastornos cardíacos. Las personas con problemas renales deben tener cuidado con el consumo excesivo de potasio, ya que los riñones son responsables de eliminar el exceso de potasio del cuerpo.

Las necesidades diarias de potasio pueden variar según la edad, el género y la salud en general. La ingesta diaria recomendada de potasio para adultos suele ser de aproximadamente 4000 mg. Es importante mantener un equilibrio adecuado de electrolitos y consultar con un profesional de la salud antes de realizar cambios significativos en la dieta o tomar suplementos de potasio.

CALCIO: es un mineral esencial que desempeña numerosos roles cruciales en el cuerpo humano. Aquí se describen algunas de las funciones clave del calcio y su importancia para el organismo:

Formación y mantenimiento de huesos y dientes: Aproximadamente el 99% del calcio del cuerpo se encuentra en los huesos y los dientes, donde es esencial para su formación y mantenimiento. El calcio confiere dureza y resistencia a estos tejidos.

Contracción muscular: El calcio es crucial para la contracción muscular. Durante la estimulación nerviosa, se libera calcio en las células musculares, desencadenando la contracción. Después de la contracción, el calcio se bombea de nuevo a su lugar, permitiendo la relajación muscular.

Transmisión nerviosa: Participa en la transmisión de señales nerviosas al influir en la liberación de neurotransmisores en las sinapsis nerviosas.

Coagulación sanguínea: El calcio es necesario para la coagulación normal de la sangre. Participa en una serie de reacciones que llevan a la formación de coágulos sanguíneos cuando hay una lesión.

Regulación del ritmo cardíaco: Contribuye al ritmo cardíaco normal y a la función cardíaca saludable. El calcio es esencial para la generación y conducción de impulsos eléctricos en el corazón.

Activación de enzimas: Actúa como cofactor en la activación de varias enzimas, lo que afecta a una variedad de procesos celulares y metabólicos.

Regulación de la presión arterial: Participa en la regulación de la presión arterial al influir en la contracción y relajación de los vasos sanguíneos.

Función celular: Desempeña un papel en la regulación de la permeabilidad de las membranas celulares y en la señalización celular.

Las fuentes alimenticias ricas en calcio: Incluyen productos lácteos (leche, yogur, queso), pescado (como el salmón y la caballa), tofu, espinacas, brócoli y frutos secos.

La deficiencia de calcio puede llevar a problemas de salud como la osteoporosis, que se caracteriza por la pérdida de densidad ósea y el aumento del riesgo de fracturas. Sin embargo, el exceso de calcio también puede tener consecuencias negativas, como la formación de cálculos renales.

Las necesidades diarias de calcio pueden variar según la edad, el género y la salud en general. La ingesta diaria recomendada de calcio para adultos suele ser de aproximadamente 1,000 mg a 1,200 mg, pero estas recomendaciones pueden cambiar según las necesidades individuales y las condiciones de salud. Siempre es importante mantener un equilibrio adecuado de nutrientes y consultar con un profesional de la salud si hay preocupaciones sobre la ingesta de calcio.

FÓSFORO: Es un mineral esencial que desempeña varios roles importantes en el cuerpo humano. Aquí se describen algunas de las funciones clave del fósforo y su importancia para el organismo:

Formación y mantenimiento de huesos y dientes: El fósforo, junto con el calcio, es un componente fundamental de los huesos y los dientes. Contribuye a la formación de la estructura mineral ósea y es esencial para el mantenimiento de la salud ósea.

Transferencia de energía: El fósforo forma parte de moléculas de alta energía, como el ATP (Adenosín trifosfato), que es la principal fuente de energía utilizada por las células para diversas actividades biológicas. Participa en procesos metabólicos que involucran la transferencia y almacenamiento de energía.

Componente de ácidos nucleicos: Forma parte de los ácidos nucleicos, como el ADN y el ARN, que son esenciales para la información genética y la síntesis de proteínas en las células.

Regulación del pH: Ayuda a mantener el equilibrio ácido-base en el cuerpo, lo que es esencial para la función celular y la homeostasis general.

Función renal: El fósforo desempeña un papel en la función renal y en la eliminación de desechos a través de los riñones.

Activación de enzimas: Actúa como cofactor en la activación de diversas enzimas, facilitando reacciones metabólicas y celulares.

Las fuentes alimenticias ricas en fósforo: Incluyen productos lácteos, carne, pescado, aves, huevos, frutos secos, legumbres y granos enteros.

La deficiencia de fósforo es rara en personas con dietas equilibradas, ya que el fósforo se encuentra en una variedad de alimentos comunes. Sin embargo, puede ocurrir en casos de desnutrición severa o ciertas condiciones médicas.

El exceso de fósforo también puede ser perjudicial, especialmente cuando existe un desequilibrio con el calcio en la dieta, ya que podría afectar negativamente la salud ósea. Mantener un equilibrio adecuado de fósforo y calcio es crucial para la salud ósea y general.

Las necesidades diarias de fósforo pueden variar según la edad, el género y la salud en general. La ingesta diaria recomendada de fósforo para adultos suele ser de aproximadamente 700 mg a 1,250 mg. Como siempre, es importante mantener una dieta equilibrada y consultar con un profesional de la salud si hay preocupaciones sobre la ingesta de fósforo.

SODIO: Es un mineral esencial que desempeña funciones cruciales en el cuerpo humano. Aquí se describen algunas de las funciones clave del sodio y su importancia para el organismo:

Equilibrio de líquidos y electrolitos: El sodio es esencial para mantener el equilibrio de líquidos dentro y fuera de las células. Trabaja junto con el potasio para regular la distribución de agua en el cuerpo y para mantener el equilibrio de electrolitos.

Presión arterial: El sodio juega un papel crucial en la regulación de la presión arterial. Ayuda a controlar el volumen sanguíneo y la resistencia de los vasos sanguíneos, lo que afecta directamente a la presión arterial.

Función nerviosa y contracción muscular: El sodio es necesario para la transmisión de señales nerviosas y la contracción muscular. Participa en el proceso de generación y conducción de impulsos eléctricos en el sistema nervioso y en las células musculares.

Equilibrio ácido-base: Colabora en la regulación del equilibrio ácido-base en el cuerpo, manteniendo un pH adecuado para el funcionamiento celular.

Absorción de nutrientes: El sodio es esencial para la absorción de nutrientes en el intestino delgado, especialmente para la absorción de glucosa y aminoácidos.

Función renal: Desempeña un papel en la función renal al influir en la reabsorción de agua y solutos en los riñones.

El sodio se encuentra comúnmente en la dieta en forma de cloruro de sodio (sal de mesa). Sin embargo, el consumo excesivo de sodio puede estar asociado con problemas de salud, especialmente relacionados con la presión arterial alta y el riesgo de enfermedades cardiovasculares.

Es importante mantener un equilibrio adecuado de sodio en la dieta. Se recomienda limitar el consumo de sodio, especialmente a través de alimentos procesados y alimentos altos en sal, para prevenir problemas de salud relacionados con el exceso de sodio.

Las necesidades diarias de sodio pueden variar según la edad, el género y la salud en general. La ingesta diaria recomendada de sodio para adultos generalmente se encuentra en el rango de 4000 mg, pero muchas personas consumen cantidades significativamente mayores debido a la presencia de sal en alimentos procesados. Como siempre, es importante consultar con un profesional de la salud sobre las necesidades individuales y la gestión del consumo de sodio.

CLORO: Es un elemento químico que se encuentra en el grupo de los halógenos, y su símbolo es Cl. Aquí se describen algunas de las funciones clave del cloro y su importancia para el organismo:

Formación de ácido clorhídrico: En el cuerpo, el cloro se combina con el hidrógeno para formar ácido clorhídrico en el estómago. Este ácido es esencial para la digestión de los alimentos, ya que ayuda a descomponer los alimentos y activa las enzimas digestivas.

Equilibrio ácido-base: El ácido clorhídrico producido en el estómago también contribuye al mantenimiento del equilibrio ácido-base en el cuerpo, ayudando a regular el pH del estómago y facilitando la absorción de nutrientes.

Inmunidad: Se ha sugerido que el cloro puede tener un papel en el sistema inmunológico al contribuir a la destrucción de patógenos y bacterias en el estómago.

Es importante destacar que, aunque el cloro es necesario para algunas funciones fisiológicas en el cuerpo humano, su concentración y presencia en el organismo deben estar equilibradas para evitar efectos adversos. La ingestión excesiva de cloro o la exposición a niveles elevados pueden ser perjudiciales.

El cloro en el cuerpo humano generalmente proviene de la ingestión de alimentos y agua, especialmente a través de la sal de mesa (cloruro de sodio). La mayoría de las personas obtienen suficiente cloro de una dieta equilibrada y no necesitan preocuparse por la deficiencia.

En términos de ingestión diaria recomendada, no existe una recomendación específica para el cloro, ya que se espera que se obtenga en cantidades adecuadas a través de la dieta normal. Como con cualquier nutriente, es importante mantener un equilibrio adecuado y no exceder las ingestas recomendadas para evitar efectos negativos para la salud.

AZUFRE: Es un elemento químico esencial que se encuentra en la naturaleza y es parte fundamental de diversos compuestos importantes. Aquí se describen algunas de las funciones clave del azufre y su importancia para el organismo:

Componente de aminoácidos: El azufre es un componente esencial de varios aminoácidos, que son los bloques constructores de las proteínas. Los aminoácidos que contienen azufre, como la cisteína y la metionina, desempeñan un papel crucial en la estructura y función de las proteínas.

Formación de enlaces disulfuro: La cisteína, un aminoácido que contiene azufre, es fundamental para la formación de enlaces disulfuro en proteínas. Estos enlaces pueden estabilizar la estructura tridimensional de muchas proteínas, contribuyendo a su función adecuada.

Sulfatación: El azufre se utiliza en procesos de sulfatación, que son cruciales para la síntesis de moléculas importantes en el cuerpo, incluyendo glucosaminoglicanos, que son componentes de tejidos conectivos como cartílagos y tendones.

Antioxidante: El glutatión, un tripéptido que contiene azufre, actúa como un antioxidante clave en el cuerpo. Contribuye a la neutralización de radicales libres y ayuda a proteger las células contra el daño oxidativo.

Metabolismo de fármacos y toxinas: El azufre se utiliza en la conjugación de fármacos y toxinas en el hígado, facilitando su eliminación del cuerpo.

Formación de tejido conectivo: El azufre contribuye a la formación de tejidos conectivos, como colágeno y elastina, que son importantes para la estructura y elasticidad de la piel, huesos y otros tejidos.

Desintoxicación: Participa en la desintoxicación de ciertos compuestos, ya que está involucrado en procesos de eliminación de sustancias tóxicas del cuerpo.

El azufre se obtiene principalmente a través de la dieta, ya que está presente en proteínas de origen animal y vegetal. Algunos alimentos ricos en azufre incluyen carnes, pescado, huevos, lácteos, legumbres, ajo, cebolla y brócoli.

La deficiencia de azufre es poco común, ya que muchos alimentos contienen este elemento en forma de aminoácidos y otros compuestos. En general, mantener una dieta equilibrada y variada proporciona suficiente azufre para las necesidades del cuerpo.

HIERRO: Es un mineral esencial que desempeña un papel crucial en diversas funciones del cuerpo humano. Aquí se describen algunas de las funciones clave del hierro y su importancia para el organismo:

Transporte de oxígeno: La función principal del hierro en el cuerpo es formar parte de la hemoglobina, una proteína presente en los glóbulos rojos. La hemoglobina se une al oxígeno en los pulmones y lo transporta a los tejidos y órganos del cuerpo, asegurando el suministro de oxígeno necesario para la función celular y metabólica.

Almacenamiento de oxígeno: Además de la hemoglobina, el hierro también está presente en la mioglobina, una proteína que se encuentra en los músculos y que almacena y libera oxígeno según las necesidades musculares.

Función enzimática: El hierro es un cofactor esencial para varias enzimas que participan en reacciones metabólicas importantes, incluyendo aquellas relacionadas con la producción de energía y el metabolismo de aminoácidos.

Sistema inmunológico: El hierro es necesario para el funcionamiento adecuado del sistema inmunológico. Contribuye a la proliferación y diferenciación de células del sistema inmunitario.

Desintoxicación celular: Está involucrado en procesos de desintoxicación celular y protege contra el daño oxidativo al ayudar en la eliminación de radicales libres.

Desarrollo cerebral: El hierro es esencial para el desarrollo normal del cerebro y la función cognitiva, especialmente en niños en crecimiento.

Síntesis de ADN: Participa en la síntesis de ADN y el mantenimiento de la integridad genética de las células.

Metabolismo celular: Contribuye al metabolismo celular general al participar en diversas reacciones enzimáticas.

Las fuentes alimenticias ricas en hierro: Incluyen carnes rojas, aves, pescado, legumbres, nueces, cereales fortificados y vegetales de hojas verdes. Existen dos formas de hierro en los alimentos: hierro hemo (de origen animal) y hierro no hemo (de origen vegetal). El hierro hemo se absorbe más eficientemente que el hierro no hemo.

La deficiencia de hierro puede conducir a la anemia por deficiencia de hierro, caracterizada por síntomas como fatiga, debilidad, palidez y dificultad para concentrarse. Por otro lado, el exceso de hierro también puede ser perjudicial y llevar a condiciones como la hemocromatosis.

Las necesidades diarias de hierro pueden variar según la edad, el género y la salud en general. La ingesta diaria recomendada de hierro para adultos suele ser de aproximadamente 8 mg para hombres y 18 mg para mujeres en edad fértil. Es importante mantener un equilibrio adecuado y, en caso de preocupaciones sobre la ingesta de hierro, es recomendable consultar con un profesional de la salud.

YODO: Es un elemento químico esencial que desempeña un papel crucial en el funcionamiento del cuerpo humano, especialmente en la producción de hormonas tiroideas. Aquí se describen algunas de las funciones clave del yodo y su importancia para el organismo:

Síntesis de hormonas tiroideas: La función principal del yodo en el cuerpo es su participación en la síntesis de hormonas tiroideas. El yodo es un componente esencial de las hormonas tiroideas triyodotironina (T3) y tiroxina (T4), que son producidas por la glándula tiroides. Estas hormonas desempeñan un papel crítico en la regulación del metabolismo, el crecimiento y el desarrollo normal del cuerpo.

Regulación del metabolismo: Las hormonas tiroideas, que contienen yodo, son esenciales para regular la tasa metabólica del cuerpo. Influencian la velocidad a la que las células queman energía y participan en la descomposición y utilización de nutrientes.

Desarrollo y crecimiento: El yodo es crucial durante el embarazo y la infancia para el desarrollo normal del cerebro y el sistema nervioso del feto y el niño en crecimiento. La deficiencia de yodo durante este período puede resultar en problemas cognitivos y retrasos en el desarrollo.

Función inmunológica: El yodo también puede tener efectos en el sistema inmunológico al influir en la respuesta inmunitaria del cuerpo.

Prevención de bocio: La ingesta adecuada de yodo previene el bocio, que es un agrandamiento de la glándula tiroides. El bocio es una respuesta compensatoria del cuerpo para tratar de producir más hormonas tiroideas cuando hay deficiencia de yodo.

La principal fuente dietética de yodo: Es a través de alimentos marinos, como pescado, mariscos y algas. Además, algunas regiones geográficas tienen niveles de yodo insuficientes en el suelo, lo que puede llevar a una deficiencia de yodo en la población local. En estos casos, se pueden implementar medidas de fortificación de alimentos o el uso de suplementos de yodo.

La deficiencia de yodo puede resultar en trastornos tiroideos, como hipotiroidismo o bocio. Por otro lado, el exceso de yodo también puede tener efectos negativos en la función tiroidea.

Las necesidades diarias de yodo pueden variar según la edad, el género y la salud en general. La ingesta diaria recomendada de yodo para adultos suele ser de aproximadamente 225 microgramos, pero puede ser mayor durante el embarazo y la lactancia. Como siempre, es importante mantener un equilibrio adecuado y, en caso de preocupaciones sobre la ingesta de yodo, es recomendable consultar con un profesional de la salud.

ZINC: Es un mineral esencial que desempeña varios roles importantes en el cuerpo humano.

Aquí se describen algunas de las funciones clave del zinc y su importancia para el organismo:

Cofactor enzimático: El zinc actúa como cofactor para numerosas enzimas involucradas en diversas reacciones metabólicas. Participa en la regulación de procesos celulares y ayuda en la síntesis de proteínas, la reparación del ADN y el metabolismo de carbohidratos.

Sistema inmunológico: El zinc es esencial para el funcionamiento normal del sistema inmunológico. Ayuda en la producción y activación de células inmunitarias, como los glóbulos blancos, y juega un papel importante en la respuesta inmune frente a infecciones.

Crecimiento y desarrollo: El zinc es crucial para el crecimiento y desarrollo normales, especialmente durante la infancia, la adolescencia y el embarazo. Contribuye al desarrollo adecuado de tejidos, órganos y huesos.

Cicatrización de heridas: El zinc desempeña un papel en la cicatrización de heridas al facilitar la síntesis de colágeno y la regeneración celular.

Sentido del gusto y olfato: El zinc es necesario para el funcionamiento normal de los receptores gustativos y olfativos, contribuyendo así al sentido del gusto y el olfato.

Salud ocular: El zinc es un componente esencial de la retina, y su presencia en los ojos contribuye a la salud ocular y la función visual.

Metabolismo de nutrientes: Participa en el metabolismo de nutrientes, incluyendo la absorción y el transporte de vitamina A.

Regulación hormonal: El zinc puede influir en la regulación de diversas hormonas y en la función del sistema endocrino.

Las fuentes alimenticias ricas en zinc: Incluyen carnes rojas, aves, pescado, productos lácteos, nueces, legumbres y cereales integrales. La absorción del zinc puede verse afectada por la presencia de otros minerales en la dieta, como el hierro y el calcio, y por factores como la fibra dietética.

La deficiencia de zinc puede llevar a problemas de crecimiento, desarrollo y función inmunológica. Por otro lado, el exceso de zinc también puede ser perjudicial y afectar la absorción de otros minerales.

Las necesidades diarias de zinc pueden variar según la edad, el género y la salud en general. La ingesta diaria recomendada de zinc para adultos suele ser de aproximadamente 15 mg.

SELENIO es un mineral esencial que desempeña importantes funciones en el cuerpo humano.

Aquí se describen algunas de las funciones clave del selenio y su importancia para el organismo:

Antioxidante: El selenio actúa como cofactor de varias enzimas antioxidantes, incluida la glutatión peroxidasa. Estas enzimas ayudan a neutralizar los radicales libres, reduciendo así el daño oxidativo en las células y contribuyendo a la salud celular.

Sistema inmunológico: El selenio es esencial para el funcionamiento adecuado del sistema inmunológico. Juega un papel en la respuesta inmunológica y la actividad de las células inmunitarias.

Regulación de la glándula tiroides: El selenio es un componente esencial de algunas enzimas que ayudan a regular la actividad de la glándula tiroides. Contribuye a la conversión de la hormona tiroidea T4 (tiroxina) a la forma activa T3 (triyodotironina).

Salud cardiovascular: Se ha sugerido que el selenio puede tener beneficios para la salud cardiovascular al ayudar a reducir la inflamación y proteger contra el estrés oxidativo.

Desintoxicación: Participa en la desintoxicación del cuerpo al contribuir a la eliminación de ciertos metales pesados y sustancias tóxicas.

Salud reproductiva: El selenio desempeña un papel en la salud reproductiva tanto en hombres como en mujeres. En los hombres, se ha relacionado con la función de los espermatozoides, y en las mujeres, con la protección contra complicaciones durante el embarazo.

Formación de ADN: Contribuye a la síntesis y reparación del ADN, manteniendo la integridad genética de las células.

Las fuentes alimenticias ricas en selenio: Incluyen alimentos marinos, carnes, aves, huevos, nueces, granos enteros y algunos tipos de frutas y verduras, dependiendo de la cantidad de selenio en el suelo donde se cultivan.

La deficiencia de selenio es poco común en regiones donde la dieta es variada, pero puede ocurrir en áreas con suelos deficientes en selenio. La ingestión excesiva de selenio también puede ser perjudicial, causando selenosis, que se manifiesta con síntomas como pérdida de cabello, cambios en las uñas y problemas neurológicos.

Las necesidades diarias de selenio pueden variar según la edad, el género y la salud en general. La ingesta diaria recomendada de selenio para adultos suele ser de aproximadamente 200 microgramos.

MANGANESO: Es un mineral traza esencial que desempeña varios roles importantes en el cuerpo humano.

Aquí se describen algunas de las funciones clave del manganeso y su importancia para el organismo:

Actividad enzimática: El manganeso es un cofactor para diversas enzimas en el cuerpo, participando en reacciones metabólicas y en la actividad de enzimas antioxidantes. Algunas de estas enzimas están involucradas en la síntesis de proteínas, el metabolismo de carbohidratos y grasas, y la protección contra el estrés oxidativo.

Formación de huesos y cartílago: El manganeso es esencial para la formación y el mantenimiento de huesos y cartílago. Contribuye a la síntesis de proteoglicanos, que son componentes clave del tejido conectivo y cartilaginoso.

Metabolismo de aminoácidos: Participa en la síntesis y metabolismo de aminoácidos, los bloques constructores de las proteínas.

Regulación del azúcar en sangre: Se ha sugerido que el manganeso podría desempeñar un papel en la regulación del azúcar en sangre al influir en la acción de la insulina.

Función cerebral: Aunque se necesita más investigación, el manganeso puede estar relacionado con la función cerebral y se ha estudiado en el contexto de la salud del sistema nervioso.

Antioxidante: Participa en la actividad de algunas enzimas antioxidantes que ayudan a proteger las células contra el daño causado por los radicales libres.

Las fuentes alimenticias ricas en manganeso: Incluyen nueces, semillas, granos enteros, legumbres, té, frutas y verduras. La absorción del manganeso en el intestino puede estar influenciada por otros minerales, como el hierro y el calcio, así como por la presencia de fibra en la dieta.

La deficiencia de manganeso es rara, ya que se necesita solo en pequeñas cantidades y está presente en una variedad de alimentos. El exceso de manganeso también puede ser perjudicial y llevar a una condición conocida como manganismo, que afecta principalmente al sistema nervioso.

Las necesidades diarias de manganeso pueden variar según la edad, el género y la salud en general. La ingesta diaria recomendada de manganeso para adultos suele ser de aproximadamente 2.3 mg para mujeres y 2.3 mg para hombres. Como siempre, es importante mantener un equilibrio adecuado y, en caso de preocupaciones sobre la ingesta de manganeso, es recomendable consultar con un profesional de la salud.

CROMO: es un oligoelemento esencial para el cuerpo humano, aunque se necesita en pequeñas cantidades. Aunque la función precisa del cromo no está completamente comprendida, se cree que desempeña varios roles importantes en el organismo.

Aquí se describen algunas de las posibles funciones y la importancia del cromo:

Metabolismo de la glucosa: Uno de los roles más destacados del cromo es su participación en el metabolismo de la glucosa. Se ha sugerido que el cromo facilita la acción de la insulina, la hormona responsable de regular los niveles de glucosa en sangre. Sin embargo, la relación exacta entre el cromo y la insulina aún está siendo investigada.

Control de la glucosa: Se ha propuesto que el cromo puede mejorar la sensibilidad a la insulina, ayudando así a mantener niveles de glucosa en sangre más estables. Esto podría ser especialmente relevante en personas con resistencia a la insulina o diabetes tipo 2.

Metabolismo de lípidos: Algunas investigaciones sugieren que el cromo puede tener efectos en el metabolismo de los lípidos, incluyendo la regulación de los niveles de colesterol y triglicéridos.

Síntesis de proteínas: El cromo puede tener un papel en la síntesis de proteínas, aunque la magnitud de este efecto y su importancia en términos de salud aún están siendo investigados.

Las fuentes alimenticias de cromo: Incluyen carnes magras, pescado, granos enteros, nueces y productos lácteos. La cantidad de cromo en los alimentos puede variar según factores como el procesamiento y la composición del suelo.

Aunque la deficiencia de cromo es rara, algunos estudios sugieren que ciertos grupos de personas, como los ancianos y aquellos con diabetes, podrían tener un riesgo ligeramente aumentado de niveles subóptimos de cromo.

Es importante destacar que, aunque se han realizado investigaciones sobre el cromo y su papel en el metabolismo de la glucosa, la suplementación con cromo no está generalmente recomendada para personas sin deficiencia de cromo.

SÍLICE: También conocida como dióxido de silicio, es un compuesto químico que contiene silicio y oxígeno (SiO_2). En el cuerpo humano, la sílice no se considera un nutriente esencial, pero se encuentra en pequeñas cantidades en diversos tejidos y órganos.

Aquí se describen algunas de las funciones y usos potenciales de la sílice en el cuerpo humano:

Estructura y fortaleza: La sílice contribuye a la formación y fortaleza de tejidos conectivos, como cartílagos, tendones, ligamentos y huesos. Se cree que desempeña un papel en la síntesis y estabilidad de ciertas proteínas estructurales.

Salud ósea: La sílice se ha estudiado en relación con la salud ósea y se sugiere que podría estar asociada con la formación y mineralización ósea. Sin embargo, la evidencia en este campo aún no es concluyente y se necesitan más investigaciones.

Piel, cabello y uñas: Algunos suplementos de sílice se comercializan por sus posibles beneficios para la salud de la piel, el cabello y las uñas. Se ha sugerido que la sílice podría influir en la producción de colágeno, que es una proteína importante para la salud de la piel y otras estructuras conectivas.

Apoyo articular: Algunas personas utilizan suplementos de sílice con la esperanza de mejorar la salud de las articulaciones y aliviar problemas como la osteoartritis. Sin embargo, la evidencia científica en este ámbito es limitada y se necesita más investigación.

Desintoxicación: La sílice puede tener propiedades desintoxicantes al unirse a ciertos metales pesados y ayudar en su eliminación del cuerpo.

Es importante destacar que la mayoría de las personas obtienen suficiente sílice a través de una dieta equilibrada y variada.

Las fuentes alimenticias ricas en sílice: Incluyen cereales integrales, vegetales, frutas, agua potable y algunos tipos de té.

La suplementación con sílice a menudo se realiza en forma de suplementos dietéticos que contienen extractos de bambú, ortiga o dióxido de silicio coloidal. Antes de tomar suplementos de sílice, es recomendable consultar con un profesional de la salud, ya que la seguridad y eficacia de estos productos pueden variar, y el exceso de sílice puede tener efectos adversos.

BORO: Es un oligoelemento que se encuentra en pequeñas cantidades en el cuerpo humano y desempeña varios roles importantes. Aquí se describen algunas de las funciones y posibles beneficios del boro en el cuerpo humano:

Metabolismo óseo: El boro está asociado con el metabolismo del calcio y del magnesio, y se cree que juega un papel en la formación y mantenimiento de huesos y articulaciones saludables. Se ha sugerido que el boro podría estar involucrado en la regulación de ciertos factores de crecimiento que afectan la salud ósea.

Metabolismo de hormonas: El boro puede influir en el metabolismo de varias hormonas, incluyendo los estrógenos y la vitamina D. Se ha observado que el boro puede ayudar a regular los niveles de estrógeno en mujeres posmenopáusicas y mejorar la utilización de la vitamina D.

Salud articular: Algunos estudios sugieren que el boro puede tener beneficios para la salud articular, ayudando a reducir los síntomas de la osteoartritis y mejorando la movilidad de las articulaciones.

Metabolismo de carbohidratos: Se ha sugerido que el boro puede desempeñar un papel en el metabolismo de los carbohidratos al mejorar la acción de la insulina.

Funciones cognitivas: Algunas investigaciones han explorado la posible relación entre el boro y las funciones cognitivas, sugiriendo que podría tener beneficios para la memoria y el rendimiento cognitivo.

Las fuentes alimenticias ricas en boro: Incluyen frutas, verduras, frutos secos y legumbres. La cantidad de boro en los alimentos puede variar según la región geográfica y las condiciones del suelo.

La deficiencia de boro es poco común en la dieta típica, ya que las necesidades de boro para la mayoría de las personas se pueden satisfacer con una alimentación equilibrada. Sin embargo, la suplementación con boro a veces se considera en casos específicos, como en personas con riesgo de osteoporosis o con ciertas condiciones de salud.

OTROS

OMEGA 3.- Los ácidos grasos omega-3 son un tipo de grasa esencial que el cuerpo humano necesita, pero no puede producir por sí mismo, por lo que deben obtenerse a través de la dieta. Los ácidos grasos omega-3 tienen varios beneficios para la salud y desempeñan funciones importantes en el cuerpo. Los tres principales ácidos grasos omega-3 son el ácido eicosapentaenoico (EPA), el ácido docosahexaenoico (DHA) y el ácido alfa-linolénico (ALA).

Aquí se describen algunas de las funciones y beneficios clave de los omega-3:

Salud cardiovascular: Los omega-3 son conocidos por sus beneficios para la salud cardiovascular. Pueden ayudar a reducir los niveles de triglicéridos en sangre, mejorar la salud de las arterias, reducir la presión arterial y tener propiedades antiinflamatorias que pueden contribuir a la prevención de enfermedades cardíacas.

Función cerebral y desarrollo: El DHA es un componente crucial de las membranas celulares en el cerebro y es esencial para el desarrollo y la función cerebral, especialmente durante el embarazo y la infancia. Los omega-3 también se han asociado con la mejora de la función cognitiva y la prevención de trastornos neuropsiquiátricos.

Salud ocular: El DHA también es un componente importante de la retina, y se ha sugerido que los omega-3 pueden contribuir a la salud ocular y ayudar a prevenir problemas como la degeneración macular relacionada con la edad.

Propiedades antiinflamatorias: Los omega-3 tienen propiedades antiinflamatorias que pueden ser beneficiosas en la gestión de condiciones inflamatorias crónicas, como la artritis reumatoide.

Regulación del sistema inmunológico: Los omega-3 pueden modular la respuesta del sistema inmunológico, ayudando a regular la inflamación y promoviendo una respuesta inmunitaria equilibrada.

Salud mental: Se ha observado que los omega-3 tienen efectos positivos en la salud mental y pueden desempeñar un papel en la prevención de trastornos del estado de ánimo como la depresión y la ansiedad.

Las fuentes alimenticias ricas en omega-3: Incluyen pescados grasos (como salmón, caballa y sardinas), aceite de pescado, semillas de chía, nueces y aceite de linaza. Los suplementos de omega-3, como el aceite de pescado, también son utilizados para garantizar una ingesta adecuada, especialmente en personas que no consumen suficientes alimentos ricos en omega-3.

Es importante equilibrar la ingesta de ácidos grasos omega-3 con la de ácidos grasos omega-6, que también son esenciales, pero se encuentran en diferentes alimentos. Mantener un equilibrio adecuado entre estos dos tipos de ácidos grasos es esencial para la salud general.

COENZIMA Q10 (COQ10): También conocida como ubiquinona, es una sustancia similar a una vitamina que se encuentra en las células de nuestro cuerpo. Juega un papel esencial en el proceso de producción de energía a nivel celular y tiene diversas funciones importantes.

Aquí se describen algunas de las funciones y beneficios de la coenzima Q10:

Producción de energía: La CoQ10 es una parte esencial de la cadena de transporte de electrones en las mitocondrias, las estructuras celulares responsables de generar la mayor parte de la energía celular en forma de Adenosín trifosfato (ATP). Es crucial para la producción de energía en todas las células del cuerpo.

Antioxidante: La CoQ10 actúa como un antioxidante en el cuerpo, ayudando a neutralizar los radicales libres y protegiendo las células del daño oxidativo. Esto es especialmente importante en órganos y tejidos que están expuestos a un mayor estrés oxidativo, como el corazón.

Salud cardiovascular: La CoQ10 se ha estudiado en relación con la salud cardiovascular. Se cree que puede ayudar a mejorar la función del endotelio, reducir la presión arterial y tener propiedades antiinflamatorias, lo que puede ser beneficioso para la salud del corazón.

Apoyo a la función inmunológica: La CoQ10 también se ha asociado con la mejora de la función inmunológica, ayudando al cuerpo a defenderse contra infecciones y enfermedades.

Salud gingival: Se ha sugerido que la CoQ10 puede tener beneficios para la salud gingival al ayudar a mantener las encías saludables y promover la cicatrización de las heridas en la boca.

Función cerebral: La CoQ10 también está presente en el cerebro y se ha investigado en relación con la salud cerebral. Algunos estudios sugieren que puede tener beneficios en la prevención y el tratamiento de trastornos neurodegenerativos.

La CoQ10 se encuentra naturalmente en alimentos como pescados grasos, carnes magras, nueces y aceites vegetales. Además, también está disponible en forma de suplementos, que a veces se utilizan para abordar deficiencias o como apoyo en condiciones específicas.

Es importante señalar que la producción de CoQ10 en el cuerpo tiende a disminuir con la edad, y algunas condiciones médicas o medicamentos también pueden afectar sus niveles.

PROBIÓTICOS: Son microorganismos vivos, principalmente bacterias y levaduras, que proporcionan beneficios para la salud cuando se consumen en cantidades adecuadas. Estos microorganismos son comúnmente conocidos como "bacterias buenas" o "bacterias beneficiosas". Los probióticos son similares a las bacterias que naturalmente residen en el sistema digestivo y son esenciales para un equilibrio saludable de la microbiota intestinal.

Aquí se describen algunas de las funciones y beneficios de los probióticos:

Equilibrio de la microbiota intestinal: Los probióticos contribuyen al equilibrio de la microbiota o flora intestinal. Mantener un equilibrio saludable de bacterias en el intestino es esencial para la digestión adecuada, la absorción de nutrientes y el funcionamiento general del sistema digestivo.

Mejora de la salud digestiva: Los probióticos pueden ayudar a prevenir y tratar problemas digestivos, como el síndrome del intestino irritable (SII), la diarrea asociada a antibióticos, la enfermedad inflamatoria intestinal (EII) y otros trastornos gastrointestinales.

Fortalecimiento del sistema inmunológico: Se ha observado que los probióticos tienen un impacto positivo en la función del sistema inmunológico. Contribuyen a la formación y activación de células inmunitarias, ayudando a proteger al cuerpo contra infecciones y enfermedades.

Prevención y tratamiento de infecciones: Los probióticos pueden ayudar a prevenir infecciones al competir con bacterias dañinas por espacio y recursos en el intestino. También se ha sugerido su utilidad en el tratamiento de infecciones, como la prevención de infecciones del tracto urinario.

Salud vaginal: Algunos probióticos específicos, como ciertas cepas de lactobacilos, pueden beneficiar la salud vaginal al mantener un entorno ácido y prevenir el crecimiento de bacterias dañinas.

Apoyo a la salud mental: Existe un creciente interés en la conexión entre el intestino y el cerebro, conocida como el eje intestino-cerebro. Algunos estudios sugieren que los probióticos pueden tener efectos positivos en la salud mental, como la reducción del estrés y la ansiedad.

Los alimentos fermentados, como el yogur, el kéfir, el chucrut y el miso, son fuentes naturales de probióticos. Además, los suplementos probióticos están disponibles en el mercado y contienen cepas específicas de bacterias beneficiosas.

Es importante señalar que la eficacia de los probióticos puede depender de la cepa específica y que no todos los probióticos son iguales.

GLUCOSAMINA; Es una sustancia natural que se encuentra en el cartílago de las articulaciones. Es un componente importante para mantener la salud y la función de las articulaciones. La glucosamina también se produce de manera sintética y se utiliza comúnmente en forma de suplementos dietéticos.

Aquí se describen algunas de las características y usos de la glucosamina:

Componente del cartílago: La glucosamina es esencial para la formación y reparación del cartílago, el tejido conectivo que recubre las articulaciones. El cartílago actúa como un amortiguador y ayuda a facilitar el movimiento suave de las articulaciones.

Suplemento para la salud articular: Los suplementos de glucosamina son comúnmente utilizados por personas que buscan apoyar la salud de sus articulaciones, especialmente en casos de osteoartritis, una condición en la que el cartílago se desgasta con el tiempo. Se cree que la glucosamina puede ayudar a aliviar los síntomas y mejorar la función articular en algunas personas con osteoartritis.

Alivio de síntomas de osteoartritis: Algunas investigaciones sugieren que la glucosamina puede ayudar a reducir el dolor, mejorar la movilidad y frenar la progresión de la osteoartritis en ciertos casos. Sin embargo, los resultados de los estudios son mixtos, y la eficacia puede variar de una persona a otra.

Condroprotector: La glucosamina se considera un condroprotector, es decir, una sustancia que protege y promueve la salud del cartílago. Puede ayudar a estimular la producción de componentes estructurales del cartílago, como proteoglicanos y colágeno.

Combinación con condroitina: A menudo, la glucosamina se combina con condroitina en suplementos para la salud articular. La condroitina también es un componente del cartílago y se cree que trabaja en conjunto con la glucosamina para mejorar la salud de las articulaciones.

Es importante destacar que los estudios sobre la eficacia de la glucosamina han arrojado resultados variados, y algunos estudios sugieren que los beneficios pueden ser más evidentes en ciertos grupos de personas o en casos específicos de osteoartritis.

CONDROITINA: Es una sustancia que forma parte del cartílago en el cuerpo. Es uno de los componentes esenciales de los proteoglicanos, que son grandes moléculas responsables de proporcionar elasticidad y resistencia al cartílago. La condroitina se encuentra naturalmente en el cartílago de las articulaciones y se utiliza comúnmente en forma de suplemento para la salud articular.

Aquí se describen algunas de las características y posibles usos de la condroitina:

Componente del cartílago: La condroitina es un componente fundamental del cartílago, el tejido conectivo que recubre las articulaciones. Contribuye a la resistencia y flexibilidad del cartílago, lo que es esencial para el funcionamiento adecuado de las articulaciones.

Suplemento para la salud articular: La condroitina se utiliza comúnmente en suplementos dietéticos junto con glucosamina para ayudar a mantener la salud de las articulaciones. Estos suplementos son a menudo promocionados para aliviar los síntomas de la osteoartritis, una condición en la que el cartílago se desgasta con el tiempo.

Reducción de síntomas de osteoartritis: Algunos estudios sugieren que la suplementación con condroitina puede ayudar a reducir los síntomas de la osteoartritis, como el dolor y la inflamación. Sin embargo, los resultados de los estudios son variados y no todos muestran beneficios claros.

Promoción de la producción de colágeno: La condroitina puede estimular la producción de colágeno, que es otra proteína esencial para la estructura y la función del cartílago y otros tejidos conectivos.

Efectos antiinflamatorios: Se ha sugerido que la condroitina puede tener efectos antiinflamatorios, lo que podría contribuir a la reducción de la inflamación en las articulaciones afectadas por la osteoartritis.

La condroitina suele combinarse con glucosamina en suplementos para la salud articular, ya que se cree que trabajan sinérgicamente para mejorar la salud del cartílago. Estos suplementos están disponibles en varias formas, como tabletas, cápsulas o polvo.

Es importante destacar que la investigación sobre la eficacia de la condroitina y la glucosamina es variada, y los resultados de los estudios no siempre son concluyentes. Algunas personas encuentran alivio de los síntomas de la osteoartritis con estos suplementos, mientras que otros pueden no experimentar mejoras significativas.

COLÁGENO HIDROLIZADO: es una forma de colágeno que ha sido descompuesto en fragmentos más pequeños mediante un proceso llamado hidrólisis. El colágeno es una proteína estructural clave que se encuentra en la piel, huesos, cartílagos, tendones y otros tejidos conectivos del cuerpo humano.

Aquí se describen algunas características y posibles usos del colágeno hidrolizado:

Fuente de péptidos de colágeno: El colágeno hidrolizado se presenta en forma de péptidos de colágeno, que son fragmentos más pequeños de la proteína. Estos péptidos son más fáciles de absorber en el tracto digestivo en comparación con el colágeno no hidrolizado.

Suplemento para la salud de la piel: Se ha sugerido que el colágeno hidrolizado puede tener beneficios para la salud de la piel. Algunos estudios sugieren que la suplementación con colágeno hidrolizado puede mejorar la elasticidad de la piel, reducir las arrugas y promover la hidratación cutánea.

Salud articular: El colágeno es un componente importante de los tejidos conectivos, incluyendo los cartílagos que recubren las articulaciones. Se ha investigado la suplementación con colágeno hidrolizado para mejorar la salud articular y reducir el dolor asociado con condiciones como la osteoartritis.

Fortalecimiento de cabello y uñas: Algunas personas utilizan suplementos de colágeno hidrolizado con la esperanza de mejorar la salud del cabello y las uñas. Aunque la evidencia es limitada, se ha sugerido que la proteína de colágeno puede tener beneficios para estas estructuras.

Promoción de la salud ósea: Dado que el colágeno es un componente importante del hueso, algunos estudios han explorado la relación entre la suplementación con colágeno y la salud ósea. Sin embargo, la evidencia en este ámbito aún es limitada.

Digestión y salud gastrointestinal: Algunas investigaciones sugieren que el colágeno hidrolizado puede tener beneficios para la salud gastrointestinal al mejorar la barrera intestinal y ayudar en la reparación de tejidos en el tracto digestivo.

El colágeno hidrolizado suele estar disponible en forma de polvo o cápsulas y se puede consumir como suplemento dietético. Es importante señalar que la evidencia científica sobre los beneficios del colágeno hidrolizado es variable, y se necesitan más investigaciones para comprender completamente su eficacia en diferentes áreas de la salud.

MSM (METILSULFONILMETANO): Es una sustancia orgánica que contiene azufre y se encuentra en pequeñas cantidades en algunos alimentos y en el cuerpo humano. Se utiliza como suplemento dietético y se ha investigado por sus posibles beneficios para la salud.

Aquí se describen algunas de las características y posibles usos del MSM:

Fuente de azufre: El MSM es una fuente de azufre, un mineral esencial para diversas funciones en el cuerpo. El azufre es un componente clave de proteínas, enzimas y tejidos conectivos, y desempeña un papel importante en la salud de las articulaciones, la piel, el cabello y las uñas.

Suplemento para la salud articular: El MSM se ha estudiado en relación con la salud articular y se ha sugerido que puede tener beneficios para personas con osteoartritis y otras condiciones articulares. Se cree que el azufre del MSM puede ayudar a mantener la elasticidad y la flexibilidad del tejido conectivo, incluido el cartílago en las articulaciones.

Propiedades antiinflamatorias: Se ha sugerido que el MSM tiene propiedades antiinflamatorias, lo que podría contribuir a la reducción de la inflamación en el cuerpo. Esto podría ser relevante en condiciones inflamatorias crónicas, como la osteoartritis.

Piel, cabello y uñas: El azufre es un componente importante para la salud de la piel, el cabello y las uñas. Algunas personas utilizan el MSM como suplemento para mejorar la apariencia y la salud de estos tejidos.

Antioxidante: El MSM también ha sido estudiado por sus posibles propiedades antioxidantes, que ayudan a combatir el estrés oxidativo y proteger las células contra el daño causado por los radicales libres.

Desintoxicación: El azufre del MSM también se ha asociado con procesos de desintoxicación en el cuerpo, ayudando a eliminar sustancias no deseadas.

El MSM suele estar disponible en forma de suplemento dietético, ya sea en tabletas, cápsulas o polvo. Aunque se ha sugerido que el MSM puede tener varios beneficios, es importante destacar que la investigación sobre sus efectos y mecanismos de acción aún está en curso, y no todos los resultados son concluyentes.

NAC, O N-ACETILCISTEÍNA: Es un compuesto derivado del aminoácido cisteína. Se utiliza como suplemento dietético y también se ha utilizado en medicina en diferentes formas, como un medicamento para tratar diversas condiciones médicas.

Aquí se describen algunas de las características y posibles usos del NAC:

Antioxidante: El NAC es conocido por sus propiedades antioxidantes. Actúa como precursor del glutatión, un antioxidante endógeno clave que ayuda a neutralizar los radicales libres y proteger las células contra el estrés oxidativo.

Desintoxicación: Debido a su capacidad para aumentar los niveles de glutatión, el NAC se ha utilizado en entornos clínicos para ayudar en la desintoxicación de acetaminofén (paracetamol) en casos de intoxicación por sobredosis. También se ha investigado su papel potencial en la desintoxicación de metales pesados y otras sustancias tóxicas.

Salud pulmonar: El NAC se ha utilizado en el tratamiento de afecciones respiratorias, como la bronquitis crónica y la fibrosis quística. Se cree que su capacidad para reducir la viscosidad del moco y actuar como antioxidante puede ser beneficiosa para la salud pulmonar.

Apoyo a la función hepática: Dada su capacidad para aumentar los niveles de glutatión, el NAC se ha estudiado en relación con la salud hepática y se ha sugerido como un posible apoyo en casos de enfermedad hepática y daño hepático.

Trastornos psiquiátricos: Algunas investigaciones han explorado el papel potencial del NAC en el tratamiento de trastornos psiquiátricos, como el trastorno obsesivo-compulsivo (TOC), la depresión y la esquizofrenia. Se ha sugerido que sus propiedades antioxidantes y su capacidad para modular la función cerebral podrían ser relevantes en este contexto.

Salud cardiovascular: Se ha investigado el NAC en relación con la salud cardiovascular, y algunos estudios sugieren que podría tener beneficios, como la mejora de la función endotelial y la reducción de factores de riesgo cardiovascular.

El NAC suele estar disponible en forma de suplemento dietético en tabletas o cápsulas. Es importante señalar que, aunque el NAC ha mostrado beneficios potenciales en diversas áreas, la investigación sigue en curso y no todos los resultados son concluyentes.

SULFORAFANO: Es un compuesto vegetal que pertenece a la familia de los isotiocianatos. Se encuentra principalmente en vegetales crucíferos, como el brócoli, la col rizada, la coliflor, las coles de Bruselas y otros vegetales similares. El sulforafano ha sido objeto de numerosos estudios debido a sus posibles beneficios para la salud.

Aquí se describen algunas de las características y posibles usos del sulforafano:

Propiedades antioxidantes: El sulforafano es conocido por sus propiedades antioxidantes. Actúa estimulando la actividad de las enzimas antioxidantes en el cuerpo, ayudando a neutralizar los radicales libres y proteger las células del daño oxidativo.

Activación de la vía Nrf2: El sulforafano activa la vía Nrf2 (factor nuclear eritroide 2 relacionado con el 2), que es una vía de señalización celular que regula la respuesta antioxidante y antiinflamatoria. Esta activación puede tener efectos beneficiosos para la salud en diversos sistemas del cuerpo.

Propiedades antiinflamatorias: Se ha sugerido que el sulforafano tiene propiedades antiinflamatorias. La inflamación crónica está relacionada con diversas enfermedades crónicas, y los compuestos con propiedades antiinflamatorias pueden tener beneficios para la salud.

Potencial anticancerígeno: Algunos estudios han explorado el potencial anticancerígeno del sulforafano. Se ha observado que tiene efectos en la prevención de ciertos tipos de cáncer al afectar las vías de señalización celular y tener propiedades antiinflamatorias.

Desintoxicación: El sulforafano ha demostrado tener la capacidad de inducir la fase 2 de desintoxicación en el hígado, lo que puede ayudar en la eliminación de sustancias tóxicas del cuerpo.

Salud cardiovascular: Se ha sugerido que el sulforafano podría tener beneficios para la salud cardiovascular al mejorar los niveles de lípidos en sangre, reducir la presión arterial y tener efectos antiinflamatorios.

Es importante señalar que, aunque los estudios iniciales son prometedores, la investigación sobre el sulforafano está en curso y no todos los efectos potenciales han sido completamente establecidos. Además, la cantidad de sulforafano en los alimentos puede variar, y la forma en que se preparan y cocinan los alimentos crucíferos puede influir en la disponibilidad del compuesto.

Si estás interesado en obtener los posibles beneficios del sulforafano, puedes considerar incluir regularmente alimentos crucíferos en tu dieta.

TE DE CURCUMA, JENGIBRE Y PIMIENTA PICANTE. - La combinación de cúrcuma, jengibre y pimienta negra (piperina) es popular debido a sus posibles beneficios para la salud.

Aquí se describen las características y posibles usos de estos tres ingredientes:

Cúrcuma: La cúrcuma es una especia que contiene un compuesto activo llamado curcumina, conocido por sus propiedades antiinflamatorias y antioxidantes. Se ha estudiado por sus posibles beneficios en la reducción de la inflamación, el alivio del dolor, la mejora de la salud cerebral y la promoción de la salud del corazón.

Jengibre: El jengibre es otra raíz que ha sido utilizada tradicionalmente por sus propiedades medicinales. Contiene compuestos bioactivos con propiedades antiinflamatorias y antioxidantes. Se ha estudiado por sus posibles beneficios en la reducción de las náuseas, el alivio del dolor y la mejora de la digestión.

Pimienta negra (piperina): La piperina es un compuesto presente en la pimienta negra que se ha asociado con la mejora de la absorción de la curcumina de la cúrcuma. La curcumina tiene una baja biodisponibilidad por sí sola, pero cuando se combina con piperina, la absorción puede aumentar, lo que potencialmente mejora sus beneficios para la salud.

La combinación de estos tres ingredientes se utiliza a menudo para potenciar los efectos de la cúrcuma, ya que la piperina en la pimienta negra puede aumentar la absorción de la curcumina. Entre los posibles beneficios de esta combinación se incluyen:

Propiedades antiinflamatorias: La cúrcuma y el jengibre tienen propiedades antiinflamatorias que pueden ayudar a reducir la inflamación en el cuerpo.

Alivio del dolor: Se ha sugerido que la combinación de cúrcuma y jengibre puede tener efectos analgésicos y ayudar en el alivio del dolor, especialmente en afecciones inflamatorias como la artritis.

Mejora de la digestión: El jengibre ha sido tradicionalmente utilizado para aliviar problemas digestivos, y la combinación con la cúrcuma podría ofrecer beneficios adicionales.

Salud cardiovascular: Algunas investigaciones sugieren que la cúrcuma y el jengibre pueden tener efectos positivos en la salud cardiovascular, incluida la reducción de factores de riesgo como la inflamación y el colesterol.

RESVERATROL: Es un compuesto polifenólico que se encuentra en varias plantas, especialmente en la piel de las uvas rojas, las moras y algunos frutos secos. Se ha investigado ampliamente debido a sus posibles beneficios para la salud.

Aquí se describen algunas de las características y posibles usos del resveratrol:

Propiedades antioxidantes: El resveratrol es conocido por sus fuertes propiedades antioxidantes. Actúa neutralizando los radicales libres en el cuerpo, lo que ayuda a proteger las células del daño oxidativo y contribuye a la salud en general.

Efectos antiinflamatorios: El resveratrol tiene propiedades antiinflamatorias que son beneficiosas para reducir la inflamación en el cuerpo.

El resveratrol se encuentra naturalmente en algunos alimentos, especialmente en la piel de las uvas rojas y en el vino tinto. También está disponible en forma de suplementos.

NICOTINAMIDA MONONUCLEÓTIDA (NMN): La NMN es un precursor directo de la nicotinamida adenina dinucleótido (NAD+), una coenzima esencial que desempeña un papel crucial en el metabolismo celular. El NAD+ es necesario para procesos como la producción de energía en las mitocondrias y la regulación de las vías metabólicas.

Aquí se describen algunas de las características y posibles usos de la NMN:

Metabolismo energético: El NAD+ es fundamental para la generación de energía en forma de Adenosin trifosfato (ATP) a través de la respiración celular. Se ha sugerido que aumentar los niveles de NMN podría respaldar la síntesis de NAD+ y, por lo tanto, el metabolismo energético.

La NMN suele estar disponible en forma de suplemento dietético. Es importante destacar que, a pesar de la investigación prometedora, aún está en una fase temprana, y se necesitan estudios clínicos adicionales para comprender completamente sus efectos a largo plazo y su seguridad en humanos.

FARMACOS SENOLITICOS. - Los fármacos senolíticos son una clase de compuestos farmacológicos que se están investigando por su potencial para eliminar o reducir las células senescentes en el cuerpo. Las células senescentes son células envejecidas que han dejado de dividirse y que pueden secretar sustancias que contribuyen a la inflamación y al envejecimiento acelerado de los tejidos circundantes.

El objetivo de los senolíticos es eliminar selectivamente estas células senescentes para promover la salud y retrasar el proceso de envejecimiento. Se espera que, al eliminar estas células, se pueda mejorar la función de los tejidos y reducir el riesgo de enfermedades relacionadas con la edad.

Algunos compuestos que se están investigando como posibles senolíticos incluyen:

Dasatinib: Originalmente aprobado para el tratamiento del cáncer, el dasatinib ha sido objeto de estudios para evaluar su capacidad para eliminar células senescentes.

Quercetina: Un flavonoide natural que se encuentra en alimentos como frutas y vegetales. La quercetina también se está investigando por sus posibles efectos senolíticos.

Navitoclax (ABT-263): Otro fármaco que ha sido estudiado por su capacidad para inducir la apoptosis (muerte celular programada) en células senescentes.

Es importante señalar que, aunque la investigación en el campo de los senolíticos es prometedora, aún está en una etapa temprana y se necesitan más estudios clínicos para comprender completamente su eficacia, seguridad y aplicaciones clínicas. Además, el enfoque de eliminación de células senescentes plantea desafíos y preguntas éticas que también deben abordarse.

Cualquier uso potencial de senolíticos en el futuro dependerá de la continuación de la investigación y la comprensión más profunda de su impacto en la salud humana.

Made in the USA
Middletown, DE
10 July 2024